本书获得国家"十二五"支撑项目"生殖健康状况评估及关键技术研究"(编号:2012BAI 32B00)支持

怎样和妇科炎症说
Bye-bye

女性生殖健康状况评估与对策

主　编　周坚红　王桂娣
副主编　马麟娟　蔡玉群　应　倩

ZHEJIANG UNIVERSITY PRESS
浙江大学出版社

本书编委会

主　　编　周坚红　王桂娣

副主编　马麟娟　蔡玉群　应　倩

编　　委　(以姓氏笔画为序)

于爱军　马麟娟　王飞雪　王家建　王桂娣

牛晓岑　孔会娟　兰义兵　朱连红　刘　英

许　凌　许正芬　阮　菲　应　倩　陈利青

李春明　李娟清　吴再归　吴伊青　吴婉莉

张小媛　陈沛琼　畅银娟　周坚红　洪水清

徐小敏　徐文娴　傅东霞　焦　洁　褚克昙

蔡玉群　谭辉香

秘　　书　兰义兵　陈沛琼　李春明

目　　录

第一章　女性私密小世界 / 1

第一节　年年岁岁花相似——女性生殖道解剖和生理 / 1

一、宫殿前花园——外生殖器 / 2

二、美丽的豪华宫殿——内生殖器 / 6

第二节　岁岁年年人不同——不同年龄女性外阴阴道特点
　　　　/ 15

一、儿童期、青春期外阴阴道的特点和生理 / 15

二、老年妇女外阴阴道特点和生理 / 18

第三节　友好相处，保持平衡——阴道生态系统 / 20

一、阴道是个啥东东 / 20

二、阴道生态环境 / 20

三、阴道生态系统的维护 / 23

四、影响阴道生态平衡的因素 / 24

第四节　阴道健康卫士——乳酸杆菌 / 26

第二章　难以言表之隐 / 29

第一节　私处 feel 不爽——外阴感觉异常 / 29

一、非特异性外阴阴道炎 / 29

二、前庭大腺炎及前庭大腺囊肿 / 32

第二节　私处的寄居贼——外阴寄生虫病 / 35

一、阴虱病 / 35

二、蛲虫病 / 39

三、疥虫病 / 45

第三节　外阴皮肤病 / 52

一、股癣 / 52

二、尖锐湿疣 / 56

三、外阴硬化性苔藓 / 60

四、外阴鳞状上皮细胞增生 / 62

五、外阴鳞状上皮内瘤变 / 67

第三章　女性健康晴雨表——白带与疾病 / 71

第一节　正常白带的性状 / 71

第二节　白带异常与阴道炎症 / 73

一、黄白色絮状白带 / 73

二、白色稠厚、凝乳状或者豆渣样白带 / 74

三、灰黄色或黄绿色泡沫状稀薄白带 / 76

四、灰白色匀质鱼腥味白带 / 78

五、脓性白带 / 80

六、米汤水样白带 / 81

七、血性白带 / 81

第四章　是谁招惹了宫颈——认识宫颈疾病 / 83

第一节　淋球菌感染 / 83

目　录

第二节　支原体感染 / 85

第三节　衣原体感染 / 89

第四节　人乳头状瘤病毒感染 / 91

　　一、感染了 HPV 就一定会得宫颈癌吗 / 91

　　二、高危 HPV 检测在宫颈癌筛查中有重要作用 / 94

第五节　宫颈息肉 / 96

第六节　宫颈腺囊肿 / 99

第五章　扒一扒盆腔炎的老底——盆腔炎性疾病 / 102

第一节　什么是盆腔炎 / 102

第二节　为什么会得盆腔炎 / 104

第三节　盆腔炎会有什么症状 / 108

　　一、腹部疼痛总不休 / 108

　　二、腰酸背痛人乏力 / 110

　　三、盆腔积液还积脓 / 112

第四节　盆腔炎给女性带来的烦恼 / 114

　　一、纠缠不休,反复发作 / 114

　　二、病程较长,爱爱也难 / 116

　　三、月事来临痛加剧 / 118

第五节　盆腔炎的诊断与鉴别诊断 / 120

　　一、盆腔炎包括哪些炎症 / 120

　　二、怎样知道自己得了盆腔炎 / 121

　　三、盆腔炎的鉴别诊断 / 123

第六节　如何治疗盆腔炎 / 129

　　一、养精蓄锐,强健身体是根本 / 130

二、抗炎神器，冲锋陷阵控大局 / 131

三、磨刀霍霍向战场 / 131

四、不愠不怒，不急不躁，沉着应战是关键 / 132

第七节　盆腔炎有哪些后遗症 / 133

第六章　如何和妇科炎症说 Bye-bye / 137

第一节　保持良好的卫生习惯 / 137

一、保持私处的干燥清洁 / 137

二、女童不穿开裆裤 / 140

三、便前便后洗洗手 / 144

四、讲究卫生要有度 / 147

五、注意经期卫生 / 149

六、爱爱要节制，套套保健康 / 150

第二节　固定性伴侣 / 151

第三节　保持健康生活方式　提高身体抗病能力 / 154

一、合理饮食 / 154

二、保持血糖恒定 / 156

三、坚持锻炼，强健体魄 / 157

四、规律作息，避免劳累 / 158

五、避孕不马虎，流产不随便 / 159

六、阴道自清洁，冲冲要不得 / 159

七、好心态带来健康 / 160

第四节　及时就医，规范治疗 / 161

第一章　女性私密小世界

第一节　年年岁岁花相似
——女性生殖道解剖和生理

女性有内、外生殖器官,和男性生殖器官截然不同,它肩负着人类繁衍后代的重任。女性生殖器官是圣洁而又神秘的。很多女性虽然拥有自己的身体,但是却不怎么了解它。今天,就让我们探索一下女性私密小世界吧。

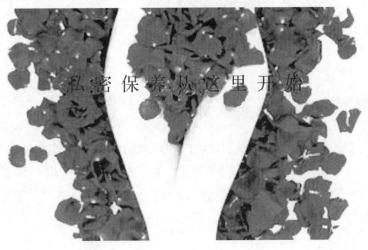

私密保养从这里开始

豪华的宫殿需要坚实的墙体作为支撑。如果我们将女性的内外生殖器比作一座豪华的皇宫，那么，骨盆就是隔绝内外的高大宫墙。外生殖器是宫殿的前花园，阴道是通往宫殿长长的甬道，子宫才是深藏的豪华宫殿，子宫颈则是通往宫殿的平台，在这座宫殿的两侧，有两座隐秘的后花园——卵巢，各由一条细长的走廊相连接，这连接的走廊就是输卵管。这些器官在这座美丽豪华的宫殿中各司其职，维护着女性机体的生理平衡，保持健康。

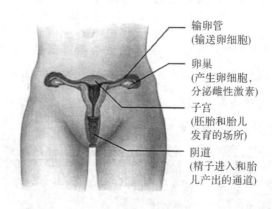

输卵管
(输送卵细胞)

卵巢
(产生卵细胞,
分泌雌性激素)

子宫
(胚胎和胎儿
发育的场所)

阴道
(精子进入和胎
儿产出的通道)

一、宫殿前花园——外生殖器

女性的外生殖器位于两股之间，是生殖器官的外露部分。这座前花园有许多亭台楼阁水榭，也有一些特殊的相邻结构。前有尿道口，后有肛门，阴道口位于中间，这前后两位不属于生殖器官，但却把家安在了阴道附近部位，所以是阴道的老邻居。

尿液、粪便更是经常光顾阴道的常客。如果不注意卫生,私处洗护不当,很容易让尿液、粪便中的细菌乘虚而入,导致生殖器炎症。

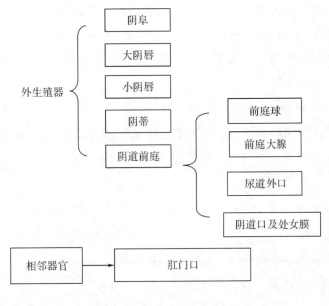

外生殖器亲戚关系结构

1. 阴阜

从青春期开始,逐渐有阴毛覆盖,呈倒三角形,皮下脂肪丰富,生殖器官的炎症基本和阴阜无关。

2. 大阴唇

和阴阜相连,向后终止于肛门前3~4厘米,是环绕阴道口的唇状组织。肤色偏黑,女孩青春期后长出阴毛,内含皮脂腺和汗腺。如果女主人不注意清洁卫生,容易堵塞毛孔,形成皮脂腺囊肿,有点像女孩子脸上的青春痘;大阴唇内血管丰富,一不留神外伤了,容易形成大阴唇皮下血肿。

3. 小阴唇

位于大阴唇的内侧,深褐色,表面较光滑、细腻、湿润,无阴毛生长,却有丰富的皮脂腺和汗腺,黏膜下有丰富的神经分布,对性刺激敏感。它覆盖尿道口和阴道口,是抵御外敌入侵的第一道安全屏障。

4. 阴蒂

在小阴唇顶端,是一个神奇而又独特的器官,唯一的生理功能是激发女性的性欲和快感,对性刺激敏感。

5. 阴道前庭

简单地说,两侧小阴唇覆盖的区域就是阴道前庭,有两个明显的开口,即位于前面的尿道开口和位于后面的阴道开口,此外还有一对肉眼几乎看不见的巴氏腺开口。

6. 巴氏腺

也称前庭大腺。位于阴道口两侧,腺管细长,开口在小阴唇和处女膜之间的沟内,为黄豆大小的圆形小体。它有一特异功能,性兴奋时,腺体分泌黏液,通过腺管输送到阴道口,在同房时润滑阴道口。平时,它处于睡眠状态,只有在性兴奋的时候才开始工作,为同房提供润滑油。正常情况下,我们不能触摸到腺体,如果腺管口闭塞,则会形成巴氏腺囊肿或者脓肿。所以,女性平时要保持良好的卫生习惯。

7. 尿道口

女性尿道短而直,行走在阴道的前方,是泌尿系统将尿液排出体外的出口,和阴道、肛门是邻居。

8. 阴道口

容一指大小的开口,位于尿道口的后方、肛门的前方。女性珍贵的月经血从子宫流经阴道,通过阴道口排出体外。

9. 处女膜

掩盖在阴道入口处,有一层很薄的黏膜皱襞,中心有孔,称为处女膜,能允许月经血从阴道口流出体外。通常,只有处女才具有完整的处女膜,形态各异,如下图。

环形状处女膜　　间隔状处女膜　　筛状处女膜　　经产妇阴道口

导致处女膜破裂的原因:

处女膜由于在阴道口,且较薄,容易引起破裂。众所周知的一种方式是首次性行为导致处女膜撕裂,引起出血和剧烈疼痛;也有因剧烈运动导致破裂,比如骑自行车、跳高、骑马、武术;清洗外阴方式不当、放置内置式棉条、幼女时阴道异物等也可以引起处女膜破裂,仅留处女膜痕迹。

10. 肛门

外生殖器官的老邻居,与阴道口相近,中间有会阴体相隔,约 2～3 厘米,有排气和排便的功能,最能藏污纳垢。

二、美丽的豪华宫殿——内生殖器

我们要通过长长的甬道——阴道，步入孕育子女的宫殿——子宫，穿过生命的长廊——输卵管，探寻隐秘的后花园——卵巢，完成我们完整的内生殖器之旅。

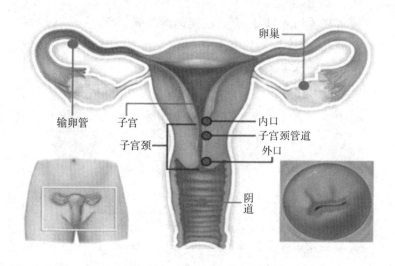

1. 阴道

推开小阴唇的大门，通过阴道口，进入甬道——阴道，是一个前短后长的管腔状结构，前壁长 9 厘米，后壁长 12 厘米，顶部有宫殿的平台——子宫颈阴道段。阴道壁由黏膜、肌层和纤维组织膜构成，有非常大的延展性。平时，阴道口闭合，阴道前后壁相互紧贴，关闭向外的通道，免受外来物的侵扰。

它主要是一个性交器官，也是月经排出和宝宝娩出的通道,是生殖器官中唯一和外界直接相通的器官。

　　阴道有自净作用和自我防御屏障,得益于阴道黏膜的周期性变化,阴道上皮细胞含有丰富的糖原,通过阴道乳酸杆菌的分解产生乳酸,使阴道内保持一定酸度,杀灭致病菌。

2.子宫

　　漫步到甬道的尽头,我们来到皇宫的正大殿——子宫。子宫是一个壁厚、中空而腔小的肌性器官,位于盆腔的中央,膀胱与直肠之间,呈前后略扁的倒置梨形,重约60克,长7～8厘米,宽4～5厘米,厚2～3厘米,宫腔容量约5毫升。

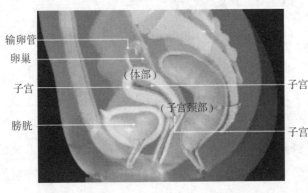

　　从上到下,可将子宫分为子宫底、子宫体、子宫颈。子宫体从外到内,由外面的浆膜层、中间的肌肉层和里面的内膜层构成。其中,子宫内膜受性激素的影响,产生周期性变化而脱落,形成女性宝贵的月经。子宫内膜的变化犹如高悬在夜空的明月,月满则亏,周而复始。别小瞧子宫内膜,它可是我们孕育生命的黑土地!人流、炎症等不良刺激,会造成土地贫瘠、缺乏营

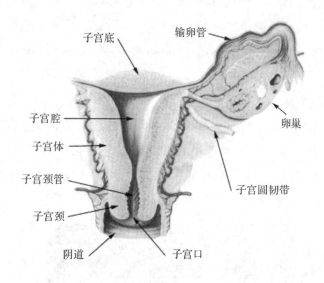

养,无法让生命的种子在这里扎根、开花、结果。

　　通往宫殿,首先来到平台——子宫颈,它有部分暴露在阴道内,宫颈外口通向阴道,走过取值范围为 2.5～3 厘米长的宫颈管,到达宫颈内口,平时大门(子宫颈管)紧闭。子宫颈管会分泌一种魔力神水,它的医学大名叫宫颈黏液,形成黏液栓紧紧堵住大门,犹如皇宫城墙上高大威武的卫士。打开城门的令牌是月经,黏液栓受性激素影响,也会发生周期性变化,只有在月经来潮时,它才打开,让月经从子宫通过城门,到达阴道,顺着阴道流出体外。因此,月经期间不可以同房,城门大开,一路畅通,各种细菌就会乘虚而入,容易引起各种妇科炎症,经血倒流。

当宫颈黏液流出阴道、沾染在内裤上时,就是我们平时所看到的"白带"。白带也会随着月经周期发生变化,它是女性身体健康的一张晴雨表。白带也是女性生育力的象征。

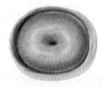 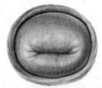

未产妇宫颈外口　　　　　经产妇宫颈外口

宫颈外口形状也不尽相同。不同年龄段及是否生育过宝宝,宫颈外口形状可是不一样的哦!妈咪在生宝宝前,子宫颈口为圆形;一旦阴道分娩过宝宝,子宫颈口就变成了"一"字形。

3. 输卵管

通过了城门,豁然开朗,进入子宫腔——皇宫的大殿,它呈上宽下窄的倒三角形。

走到底部,在皇宫底部左右两侧,你会发现有两条细长而弯曲的肌性管道,这条走廊医学大名叫输卵管。输卵管是卵子和精子结合的场所,卵子和精子在这里相约千年等一回,它是一条生命的通道;它又是运送受精卵的通道,受精卵需要通过输卵管的努力工作才能到达豪华的宫殿——子宫。在孕育生命的环节,输卵管的地位举足轻重,是新生命的源头。

仔细观察,输卵管从子宫角出发,全长 8～14 厘米,曲径通幽,与后花园卵巢相近,分为 4 个部分:(1)间质部,相当于桥梁的引桥部分,行走在子宫内;(2)峡部,是输卵管管腔最窄部分;

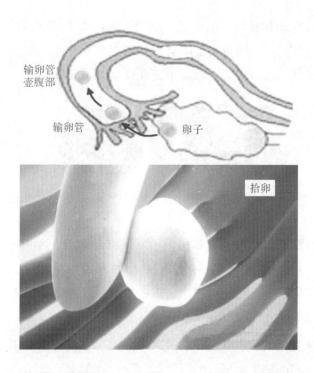

输卵管
壶腹部

输卵管

卵子

拾卵

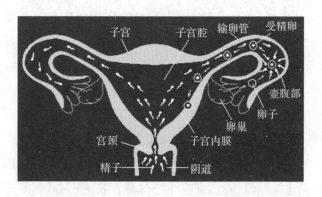

子宫　子宫腔　输卵管　受精卵

壶腹部

卵子

卵巢

子宫内膜

宫颈

精子　　阴道

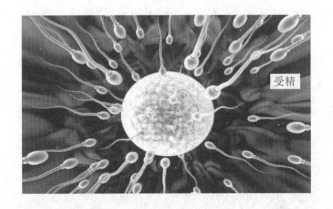

（3）壶腹部,是管腔内最宽大和弯曲的场所,是生命开始的发源地,来自爸爸的精子和来自妈妈的卵子,在这里相遇、相知,开出生命之花,形成受精卵;(4)伞端,在输卵管的最外侧,管口处有许多手指样突起,形状像雨伞,它像一位忠实的哨兵,时刻等待卵巢排卵,用一双温柔的小手将卵子拾进输卵管。输卵管内有一种纤毛细胞,它就像海底的海藻,顺着洋流,一起轻柔地摆动,和着输卵管肌肉的收缩,协同运送精子先生到达壶腹部,以等待和卵子小姐相遇,在形成受精卵后,它再护送受精卵回到子宫腔。同时,它还在一定程度上阻止经血倒流,防止宫腔内感染向腹腔扩散。

　　身体内每一个细小的器官,都是一台精密仪器,每一颗螺丝钉都有它的职责。

　　4. 卵巢

　　通过曲径通幽的生命走廊,来到隐秘的后花园——卵巢,它隐藏在腹腔深处,左右各一,呈扁圆形,掌管了女性体内两大功能:产生卵子,繁衍生命;分泌激素,维持女性青春美丽。

每月排卵 1 次,让女性拥有生育功能,已经被大家熟悉;卵巢重要的内分泌功能却被很多人忽略,分泌雌激素、孕激素、雄激素,影响女性全身各个方面,维持女性生殖器官的发育,滋养女性由内而外的柔美。

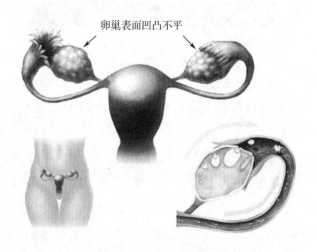

卵巢表面凹凸不平

都说女人是水做的,卵巢就是女性的水之源。

卵巢的大小随年龄的改变而有差异。婴幼儿期,小朋友在慢慢长大,卵巢也是,表面光滑,但此时的卵巢还不能分泌激素,只是在长个儿,处于休眠期。青春期排卵以后,表面逐渐凹凸不平,到生育期约有鸽子蛋大小;绝经后,卵巢萎缩、变小变硬,约黄豆大小,《黄帝内经》中说:"七七,任脉虚,太冲脉衰少,天癸竭,地道不通,故形坏而无子也。"完成历史使命后,卵巢不再发挥排卵功能,逐渐进入休眠状态。

(1)卵巢排卵

卵巢这座女性体内的"后花园",里面藏有许许多多颗"种子",青春期约有 30 万颗卵子。进入青春期后,每月会募集、选择发育一批卵泡,约 3～11 个,经过优胜劣汰的自然规律,只有 1 个优势卵泡可以胜出,发育成熟并排出卵子,其余的卵泡被淘汰,自行退化。从卵泡发育到卵子排出,一般需要 14 天左右。

卵子在发育的过程中,雌激素分泌也逐渐增多,到排卵前达到高峰,排卵后暂时下降。

(2)等待卵子小姐的两种命运

卵子排出以后,脱离卵巢,被输卵管伞端这双温柔的小手拾起,送入输卵管腔。等待卵子小姐的有两种命运:一种是和精子先生相遇,形成受精卵,被送入子宫,入住皇宫;另一种结

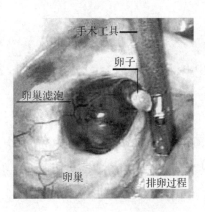

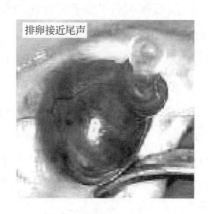

局就有点凄惨，她在输卵管腔苦苦等待 10～18 小时，耗尽生命的最后一点能量，没能等来精子先生，只好独自黯然消失。

两侧卵巢轮流可以排卵，也可以一侧连续排卵，每月排出一颗卵子，女性一般一生中只有 400～500 个卵子成熟并排卵，占总数的 0.1%。

（3）黄体是什么

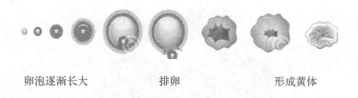

卵泡逐渐长大　　　　排卵　　　　形成黄体

排卵以后，卵子离开卵巢，带走卵泡液，剩余的卵泡壁部分形成黄体，外观黄色，主要功能是分泌雌激素和孕激素。

所谓的优势卵泡，我们将它比喻成 1 个鸡蛋，卵子是蛋黄，卵泡液是蛋清，卵泡壁就是蛋壳，排卵后，蛋壳塌陷，形成黄体。如果怀孕，至妊娠 3 个月末退化。若没有怀孕，黄体的生命最长就 14 天，黄体退化，萎缩变小，月经来潮。卵巢又有新的卵泡发育，开始新的周期。

（孔会娟　王桂娣）

第二节　岁岁年年人不同
——不同年龄女性外阴阴道特点

女性一生需要历经懵懂的幼女期、叛逆的青春期、成熟的生育期，和逐步迈入人体机能退化的老年期。在漫长的人生岁月中，始终有一个中心主题贯穿其中，那就是女性生殖器官的后花园——卵巢的生长发育，它决定着雌激素的分泌，而雌激素水平的高低，直接影响女性内外生殖器官的生长发育。

一、儿童期、青春期外阴阴道的特点和生理

从婴儿出生 4 周到 12 岁左右，被称为儿童期，卵巢功能不健全，内外生殖器发育处于幼稚型，就好像刚种植下的树木幼苗，需要更多的呵护与保养。

而随着青春期的到来，卵巢功能趋向成熟，雌激素水平逐渐上升，就像春风和春雨，滋润着幼苗在春天里苗壮成长，内外生殖器官开始从幼稚型发育为成人型。世界卫生组织（WHO）将 10～19 岁定为青春期。

幼女期外生殖器尚未发育，阴阜缺少皮下脂肪，没有黑色

阴毛生长。幼女期大小阴唇发育不完全，小阴唇没有完全覆盖尿道口及阴道前庭，缺失抵御外敌入侵的第一道安全屏障，外来细菌容易入侵。

随着青春期的到来，大小阴唇逐渐发育完全，开始拥有抵御外敌的第一道天然屏障。

通常情况下，青春期阴阜逐渐隆起，皮肤上会出现一些变化。有些女孩子特别紧张又好奇："胡子怎么长在这里了呢？黑苍苍的，而且越长越多，越长越浓密。"其实，这是一种正常现象。阴毛生长呈倒三角形。

无论是幼女期还是青春期，在阴道口都具有完整的处女膜。儿童期的阴道狭长，阴道上皮很薄，没有皱襞，缺少延展性。阴道的江湖，缺少武林盟主。由于阴道壁细胞内缺乏糖原，造成阴道内酸度不够，pH 7.2～8.0，呈中性或碱性（正常pH 多在 3.8～4.4），杀灭外来细菌的能力弱。如果婴幼儿卫生习惯差，大便污染、外阴不洁、阴道异物等，都容易引发阴道炎症。

青春期的阴道长度及宽度均增加，阴道黏膜变厚并出现皱襞，阴道上皮细胞内糖原丰富，乳酸杆菌增加，成为阴道江湖的武林盟主，形成一个 pH 3.8～4.4 的弱酸性环境，那些不喜欢酸性环境的外来细菌，就会"溺水"而死。抗病能力较儿童期明显增强。阴道上皮增厚相当于咱们这条通向皇宫——子宫的甬道的城墙被加固。

儿童期的子宫很小，并且子宫颈较长，占子宫全长的 2/3，子宫的肌层也非常薄。简单地说吧，就是子宫比正常小一号，医学上叫幼稚型子宫。儿童期的子宫内膜没有周期性的生长变化，也没有月经；土地贫瘠，因此还不能够生儿育女。

儿童期的皇宫虽小，但五脏俱全，在皇宫底部左右两侧，依然可以找到我们新生命的源泉——输卵管，可是，管腔非常细，而且弯弯曲曲。

只有到了青春期的时候，输卵管管腔变粗，弯曲度减小，黏膜出现许多皱襞和纤毛，才为我们的精子先生和卵子小姐的约会准备好场所。

通过长长的生命走廊——输卵管，来到后花园——卵巢。儿童期的后花园非常宁静，就像静谧的早晨，因为它还处于休眠状态，没有从沉睡中醒来。从外观看呈扁椭圆形，身披灰白色外衣。别看它小，却非常富有，拥有 200 万颗卵子。表面很光滑，此时有大量自主生长的卵泡发育。青春期开始排卵后，卵巢表面变得凹凸不平，卵子的数量虽然减少，但卵巢依然富有，约有 30 万颗卵子。雌激素水平逐渐上升，并开始出现有规律的波动。儿童期没有排卵，雌激素水平就非常低下，生殖器官没有受到雌激素滋养，尚未发育。

青春期是女性成为母亲的转折点，雌激素逐渐粉墨登场，开始发挥它的优势作用。皇宫——子宫在雌激素的催化下，完成从小一号到正常大小的蜕变，尤其是它建筑的主体部分——子宫体增大明显。子宫体的外墙发育后，可分三层：浆膜层、肌层、内膜层。内膜的周期性变化，终于迎来第一次月经。一般需要经过 5～7 年时间，才能建立起规律的周期性月经，说明你已经拥有成熟的生殖功能。

女孩的月经初潮一般在 12～14 岁。但是，事情总有特例，有些女孩子发育较早，11 岁月经就急吼吼地来报到，也有女孩子 15 岁左右，月经才姗姗来迟。如果月经太早来报到，或者迟迟不向你报到，你都有必要去一趟医院的妇产科咨询医生。

月经是女性值得骄傲的事情。青春期，我们是一个懵懂的女生，需要一盏明灯。月经俗称"大姨妈"，初潮时，我们会被小内内上鲜红的血液吓坏了，羞死了，不敢告诉妈妈，不敢告诉闺蜜、同学，更不敢向老师求助。其实，这是我们成长路上，作为女性必须拥有的，可是非常宝贵的哟！这也是一件值得骄傲的事情："我终于长大啦！拥有可以成为一个母亲的能力！"

有许多人提问："正常的月经表现是什么样的呢？"

天上皎洁的月亮从月盈到月亏，会历经 1 个月的周期，而我们的月经周期一般为 24～35 天，平均 28 天，经期 2～7 天。1 次月经的失血量，正常大约 5～80 毫升，如果超过 80 毫升，属于经量过多。

对于这个月经过多，经常可以听到女性朋友说，月经是身体向外排毒，所以稍微多点是好事。事实真的如此吗？这绝对不是一码事儿。月经是一种生理现象，是身体的一种自我保护机制。但是月经过多是会引起贫血的哦！

二、老年妇女外阴阴道特点和生理

"一切都将过去，而那过去了的，都将会成为亲切的怀念。"失去的都是美好的。经历人生最美好的年华——青春期和生育期，迎来更年期和老年期。步入更年期，无论是外形还是各种器官,都开始逐渐走向衰老,而卵巢是最早退出人体历史舞台的器官,雌激素正以断崖下跌的方式离开我们女性的身体。

自围绝经期开始,外生殖器逐渐退化,到老年期完全退化。

老年女性阴毛稀少、灰白色,并逐渐脱落,外阴皮肤松弛。激发女性性欲和快感的阴蒂缩小,甚至消失;性兴奋时,为同房提供润滑油的前庭大腺分泌减少,导致性交困难。

第一道天然屏障——小阴唇萎缩,甚至消失。阴道入口缩小,甚至粘连,连一根小手指都无法通过。它的老邻居——尿道口也被拉往阴道口,导致老年妇女容易尿路感染,出现尿频、尿急、尿痛等症状。

阴道内的江湖也是日益艰难。阴道上皮变薄,皱襞减少,弹性消失,阴道分泌物明显减少,使老年人的性生活更是雪上加霜,缺少性欲、疼痛,甚至发生损伤。同时,阴道内的武林盟主——乳酸杆菌地位不稳,正在逐渐减少,酸性的内环境被破坏,pH 变成 6.0～7.5,抵抗力下降,致病菌容易生长,容易发生老年性阴道炎。

子宫也从更年期开始逐渐萎缩,两条生命通道——输卵管也同样发生退行性变,变短变细。卵巢到绝经前期其卵子数量仅存 8300 个,到绝经 10 年左右时弹尽粮绝,此时的卵巢体积明显缩小,质地变硬,成为一团纤维组织。完成历史使命后,它就静静地隐藏在腹腔深处,但依然不离不弃,伴随我们一起走到生命的尽头。

(许正芬　王桂娣)

第三节　友好相处,保持平衡
——阴道生态系统

一、阴道是个啥东东

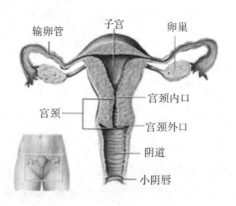

阴道是"啪啪啪"的器官,也是月经血排出和生宝宝的通道。它和子宫、输卵管、卵巢组成了内生殖器。阴道上宽下窄,表面由复层扁平上皮覆盖,淡红色。别看它是一条窄窄的管道,伸展性可大了,可以分娩 3000～3500 克重的宝宝。

二、阴道生态环境

别小看阴道,阴道生态可是一个江湖哦!这里有超过 50 种形形色色的小家伙——微生物们,正常情况下,微生物与人之间,微生物与微生物之间保持着一种协调、平衡的状态,所以并不引起炎症。阴道环境正常呈弱酸性,pH 为 3.8～4.4。

1. 好的细菌

乳酸杆菌,绝对是阴道江湖的"健康卫士",好细菌的"统领",大约占阴道细菌数量的 70%～95%。它分解阴道内的糖原,产生大量乳酸,维护阴道的酸性环境,还分泌 H_2O_2(过氧化氢)等多种物质,刺激机体免疫系统来抑制或杀灭致病菌和其他细菌。

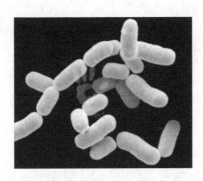

乳酸杆菌

2. 路过的以及坏的细菌

话说江湖永远不会风平浪静,除了有益的乳酸杆菌,还有一堆一堆的"吃瓜群众"和"捣乱分子",它们分别是棒状杆菌、非溶血性链球菌、肠球菌、表皮葡萄球菌、加德纳菌、大肠埃希菌、摩根菌、消化球菌、消化链球菌、类杆菌、动弯杆菌、梭杆菌、普雷沃菌和支原体及假丝酵母菌们。

3. 坏细菌中的战斗机——假丝酵母菌

如果细菌有星座的话,它一定是个双子座,因为它拥有双

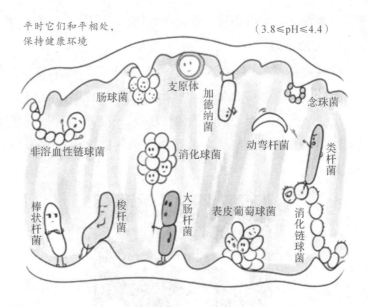

平时它们和平相处，保持健康环境

（3.8≤pH≤4.4）

支原体　肠球菌　加德纳菌　念珠菌

非溶血性链球菌　消化球菌　动弯杆菌　类杆菌

棒状杆菌　梭杆菌　大肠杆菌　表皮葡萄球菌　消化链球菌

相菌，有善良相和邪恶相。当江湖一派祥和时，假丝酵母菌呈现的是善良相，低调安分，不致病。当我们身体及阴道抵抗力下降时，假丝酵母菌便开始大量繁殖，并转变为邪恶相，发动

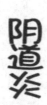

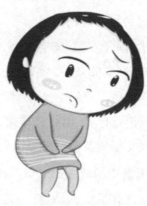

"痒变","篡夺"皇位",俗称"霉菌性阴道炎"。这个趁火打劫的家伙绝对不是善者,对大量的抗真菌药物耐药,而且还经常"变身",驱之不尽,反复发作!

三、阴道生态系统的维护

（1）乳酸杆菌、雌激素和阴道 pH 起着重要作用。

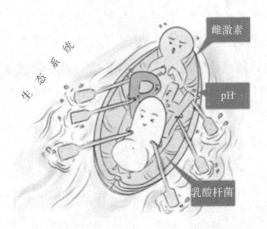

（2）雌激素使阴道上皮增生变厚,细胞里的营养物质——糖原变得丰富,乳酸杆菌喜欢在此定居繁殖。阴道上皮分解糖原为单糖,乳酸杆菌将单糖转化为乳酸,维持阴道正常的酸性环境,从而抑制其他病原体生长,这就是阴道的自净作用。

（3）健康的菌群中,乳酸杆菌以压倒性的优势占据统领地位,它维持酸性环境,产生的 H_2O_2 及其他抗微生物因子可以抑制或杀灭其他细菌。所以,阴道的"自净作用",乳酸杆菌作用"杠杠滴"!

四、影响阴道生态平衡的因素

1. 雌激素降低

年轻的妹子，阴道雌激素水平正常，阴道壁上皮营养丰富，乳酸杆菌安居乐业，济济一堂。随着年龄增大，雌激素水平降低，阴道上皮营养物质减少，使乳酸杆菌每况愈下，此时阴道抵抗力显著减弱，"萎缩性阴道炎"反复造访，久治不愈。

2. 频繁的"啪啪啪"

碱性的精液使阴道 pH 升高，频繁的性生活使阴道 pH 可上升至 7.2 并维持 6～8 小时，乳酸杆菌被迫"离家出走"。

3. 一些疾病

糖尿病病人阴道上皮细胞中的营养过多，产酸过多，不但没有熏死坏细菌，反而把自己给熏了。还有长期吃抗生素或身体抵抗力低下的妹子，也容易因为破坏乳酸杆菌的生长环境导

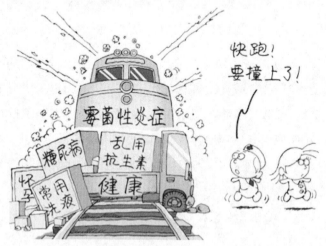

致致病菌的生长而引发阴道炎。

4. 不良的生活习惯

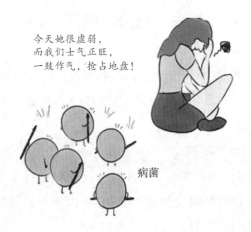

今天她很虚弱，
而我们士气正旺，
一鼓作气，抢占地盘！

病菌

　　还记得为了展现妙曼的曲线而穿过紧身衣裤吗？还记得为了表明妹子们的爱卫生，隔三岔五地冲洗阴道吗？这些可都对我们的身体十分不利呢！另外，亲爱的姑娘们，在注意我们阴道卫生的同时也要注意邻居——肛门的卫生呢，要小心细菌串门啊！

　　以上这些都可能破坏阴道生态平衡，这时候阴道里的其他致病菌就会"谋权篡位"，所以，当你发现一些破坏阴道生态环境的蛛丝马迹，比如外阴瘙痒、分泌物多、气味有异常时，千万记得不要只问网络，不要偏信广告，而应该立刻去医院进行检查，找准病因（找到作怪的那些小妖精），对症下药，才是正道哦！

（马麟娟　徐小敏）

第四节 阴道健康卫士
——乳酸杆菌

主人您好,我叫乳酸杆菌。您不认识我?我可是比每月来见您一次的大姨妈亲多了!不行,我得向主人您隆重介绍一下我自己。

1. 我的名字起源

乳酸杆菌,顾名思义,我的本质就一细菌!没错,就是细菌!细菌!好的细菌!我常年住阴道,因为长得像根杆子,还会产酸,所以,主人们都叫我"乳酸杆菌"。

2. 我的锦囊妙计

话说有细菌的地方就有江湖。由于阴道地理位置特殊,这"江湖"可不太平,"武林微生物"众多,当中不乏居心叵测、蠢蠢欲动、唯恐江湖不乱的细菌,更有外来入侵的坏细菌。不过,很早很早以前,维护江湖稳定就是我等的"光荣使命"了。靠的就是我的锦囊四妙计,听我细细道来。

第一计:分解糖原,产生乳酸,营造 pH 3.8~4.4 的弱酸性氛围,目的就是熏死那些不喜欢酸的致病菌!从而可以维持大本营稳定。怎么样?这可是我的制胜法宝呢!当然,大波病菌来袭也不怕。

第二计:产生消毒剂——H_2O_2,学名过氧化氢,作用是消毒,杀死那些心怀不轨的细菌,还大本营一个清净。

　　第三计:抢占"有利位置",争夺"营养"。偷偷告诉你,阴道表面的上皮细胞可是住房中的 VIP,藏有"宝藏",比如糖原,这可是交战双方的粮草呢!所以我当然要使出浑身解数,抢占先机。有了这样的天时、地利,就算"大战三六九,小斗天天有",本细菌宝宝也不怕啦!这"一抢二饿"的招数让那些致病细菌居无定所,食不果腹,不战而败。

　　最后一计:寻找战略伙伴,齐心协力一起干。都说人多力量大,为了能长久地维护江湖稳定,光凭本菌的力量是远远不够的,我深信不疑。看到那边的巡逻队没?那可是我三顾茅庐把他们给请出山的、现在是我的合作伙伴的阴道免疫系统派出的"卫兵"——免疫因子,对于个别病菌,他们能轻松搞定,碰到麻烦的,就拉响警报……

　　我嘛,继续产酸产 H_2O_2 去,为他们提供必胜的氛围和坚强后盾!

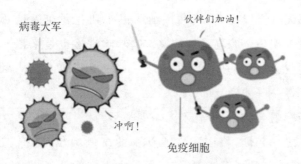

病毒大军

伙伴们加油!

冲啊!

免疫细胞

　　所以,亲爱的主人,我可是功不可没呀!虽然我常年居住在您身体里,都打不上照面,但正因为我出色的表现,你们送了我一个雅号——健康卫士！

3. 我的悲惨世界

虽然我时刻警惕，恪尽职守，但是……有时我也会被整得惨不忍睹。

(1)当主人频繁性生活的时候

本细菌宝宝天不怕，地不怕，就怕碱和抗生素。酸碱中和，酸碱……碱就是我的克星啊！很不幸，精液就是碱性。所以，知道主人近日忙于造人计划，但是您不能只顾数量，还要兼顾质量，不要太勤奋！要不然，我被扫地出门，最后遭殃的可是主人您自己哦！

(2)当大量使用抗生素的时候

没得说，不到万不得已请尽量远离抗生素，因为它就是我乳酸杆菌的死对头！有它没我，有我没它！

(3)当大水冲了龙王庙的时候

那天月黑风高夜，我和坏细菌正斗到胜利在望时，突然冲天一股水流……悲剧了！虽说这啥啥啥洗液也是来帮忙的，但那一刻我无比地郁闷和痛恨，那一冲洗差点动了根基，我可是修养了好一阵才恢复的。

当然啦，还有……就不一一列举了。

总之一句话，稳固我乳酸杆菌的统领地位，维护"健康卫士"的荣誉以及阴道江湖安宁，保护主人您的健康，靠的是良好的生活卫生习惯，不靠保健品，不听虚假广告，您 get 到了吗？

（马麟娟　徐小敏）

第二章 难以言表之隐

第一节 私处 feel 不爽——外阴感觉异常

一、非特异性外阴阴道炎

王女士,25 岁,在一家上市公司上班,是众人眼中的白领精英,1 个月前在当地最好的妇产科医院顺利生下一个健康宝宝,一家人高高兴兴地回了家。婆婆更是结合自己的生产经验亲自操刀负责王女士月子期间的事宜:回家以后让王女士在床上安心坐月子,不让她下床活动,怕她恢复不好;3 天后才能洗澡

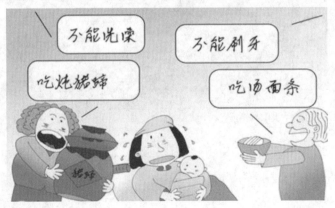

和洗头,平时毛巾擦身,也不给开空调吹电风扇,天天盖着被子,怕着凉以后落下病根;怕恶露污染床单,老人家特意用棉布做了几条卫生棉条给王女士换洗下身……

本来王女士比较反感这种传统的坐月子,但看婆婆忙来忙去,也是为自己好,而且觉得老人家的话经过她们自己的实践,总是有一定道理的,直接拒绝怕伤了老人家的心,于是王女士便由着老人安排。

半个月后,王女士开始出现下身瘙痒,恶露也变成了黄色脓鼻涕样!赶紧到医院检查,才发现得了"非特异性外阴阴道炎"。怎么回事呢?传统"坐月子"竟然受到了挑战?婆婆一下子蒙了。

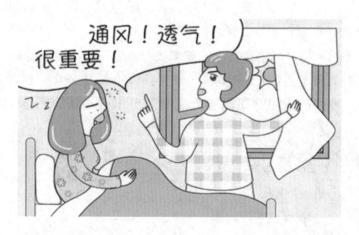

医生给王女士开了消炎药口服、外洗药坐浴,同时纠正了她错误的"坐月子"习惯。原来,坐月子期间要穿棉质内裤,内衬护垫,保持外阴清洁干爽。不仅可以下床出门,而且每天都可以淋浴洗头……3天后王女士所有的不适症状都消失了,每天还带着小宝宝出去晒太阳,心情也愉悦了不少。看着越来越虎头虎脑的小孙孙,婆婆感叹,老方法还真不一定是科学的,如今还是要科学地坐月子,不能死守传统观念呀!

1. 非特异性阴道炎是何方神圣

说起阴道炎,很多女性朋友都会想到诸如滴虫性阴道炎、细菌性阴道病、霉菌性阴道炎(现在改名叫"外阴阴道假丝酵母菌病")等,但是非特异性外阴阴道炎又是什么鬼? 其实,非特异性外阴阴道炎是由产后恶露或经血、粪便、阴道分泌物或其他物理、化学因素长期刺激引起的外阴阴道炎症,与病原体无关。表现为阴道分泌物增多、瘙痒、疼痛,也有部分患者并无自觉症状。炎症一般出现在小阴唇内外侧,严重时整个外阴部均出现瘙痒,充血肿胀、有灼热感,甚至出现表面破溃糜烂,搔抓后疼痛。时间长则可使皮肤增厚、粗糙、皲裂、奇痒。这些症状往往在排尿时加重。

2. 非特异性阴道炎是如何引起的

外阴与尿道、肛门相邻,经常受到经血、阴道分泌物、尿液、粪便刺激,若不注意皮肤清洁卫生,容易导致发炎;糖尿病病人糖尿刺激、粪漏病人的粪便刺激以及尿漏病人长期尿液刺激等,也易导致发炎;另外,穿紧身化纤内裤,经期使用卫生巾导致局部通透性差,局部潮湿,都可能引发该病。在婴幼儿及老年人群中为常见。

3. 患非特异性阴道炎怎么办

非特异性外阴阴道炎较容易治愈,并能有效控制复发,但规范治疗非常重要。所谓规范治疗，是指针对不同的病因，采取不同的药物治疗，做到足疗程用药和不滥用药。此外，还要对症下药，比如治疗糖尿病，及时修补尿瘘、粪瘘，对宫颈炎及阴道炎进行治疗。需要强调的是：如果孕妇患了外阴阴道炎，在医生的指导下，局部治疗是安全的；如果女性朋友出现非特异性阴道炎反复发作，其性伴侣也应该一起治疗。

二、前庭大腺炎及前庭大腺囊肿

李小姐，30岁，公司会计，因为工作关系总是加班加点，甚至通宵熬夜。3天前她自觉外阴有点隐隐作痛，以为是太累的缘故，当时也没在意，就自己涂抹了一点红霉素软膏。当天早上起床的时候感觉下面疼得更加厉害了，不仅影响走路，裤子轻轻摩擦更是疼痛难耐。偷偷用手一摸，呀！这可不得了，下面啥时长了一个"包"啊？吓得李小姐赶紧来到妇产科医院，妇科 L 医生详细检查以后发现，原来是李小姐的"前庭大腺"发炎了。

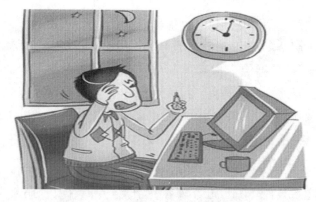

1. 前庭大腺炎是怎么引起的

前庭大腺炎在育龄女性中并不少见。在女性外阴两侧大阴唇下中下方各有一腺体，这就是前庭大腺，又叫巴氏腺，大约只有黄豆那么大，位置有点深，所以在正常情况下既看不见、也摸不着。当然，这腺体所处位置上有尿道，下有肛门，又是每月大姨妈的必经之路，容易受感染，如果你在性生活的时候再不注意，这前庭大腺就会"受伤"，开口被堵塞，分泌的液体无法流出来，久而久之就会发炎，甚至化脓，形成前庭大腺脓肿。

2. 前庭大腺炎怎么治疗

前庭大腺炎在不同时期采取的治疗方法并不同。如果你摸到的包块又硬又痛，这是炎症早期，吃点消炎药等可以消退肿块，那就可以免去动刀之苦了；但是，如果吃了消炎药后发现这肿块不消反长，或者一开始摸到的就是又痛又软的包块，这是前庭大腺化脓了，这种情况仅靠吃药就不能奏效，需要手术了。医生会在肿块上重新开个小口，让脓液通畅排出，这样既可以好得快一点，也可以缩短吃消炎药的时间。随着医学的进

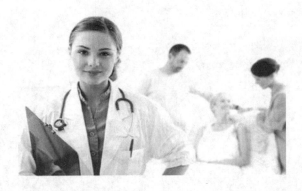

步，除了直接动刀，还可以选择 CO_2 激光打孔造口术，微波刀、高频电刀造口术，硝酸银棒烧灼法等。这些方法无一例外地都保留了腺体，所以即便这次治好了，如果不注意，以后还是有可能复发的。

3. 前庭大腺易发炎，还可能复发，是否干脆切除

当然不行！别看它一小小腺体，作用可大着呢！为了能让你和老公更加舒适地性生活，这小小的腺体偷偷开了扇门，在性兴奋时会分泌润滑液。怎么样？是不是觉得夫妻之间更恩爱了呢？不过，对于前庭大腺炎症多次复发而苦不堪言的女性朋友，以及绝经后妇女，亦可采取前庭大腺剥除术。

话说李小姐也是因为过于劳累，再加上夏天外阴局部汗液分泌旺盛等原因，导致前庭大腺发炎。李小姐吃了 3 天消炎药后脓肿形成，医生给她做了脓肿切开引流术，2 天后她就康复出院了。

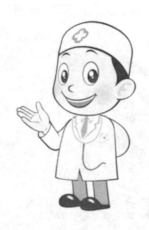

L医生还贴心地提醒女性朋友,该病常见的病原体为葡萄球菌、大肠杆菌、链球菌、肠球菌、淋病奈瑟菌及沙眼衣原体等,常常为混合感染,所以尽量在医生指导下用药。只要前庭大腺还存在,前庭大腺炎不管手术还是保守治疗后都有复发的可能,但是患者也不用过分担心。保持外阴清洁和良好的生活方式是预防前庭大腺炎的主要方法。每天清洗外阴,少穿或不穿紧身内裤,注意休息,合理饮食,适当锻炼,在一定程度上能避免前庭大腺炎的发生。

(焦　洁　兰义兵　徐小敏)

第二节　私处的寄居贼——外阴寄生虫病

一、阴虱病

刘女士和老公结婚6年,有孩子后刘女士的主要心思都转移到孩子身上了,加上最近两年因为老公总是出差,夫妻之间关系没有以前那么好了。不过这次老公出差回家倒是对她蛮好,给她买了一个漂亮的包包,夫妻二人久别胜新婚,和老公的性生活也比原来和谐了。最近她却老是觉得自己下体发痒,尤其是晚上,总是忍不住想抓痒,内裤上有出血点。刘女士以为阴道炎又犯了,就去药店里买了药水清洗下身,但是外阴瘙痒不但没有缓解,反而越来越严重。到医院的妇科就诊,妇科医生给她做完检查后建议直接去皮肤科。刘女士直犯嘀咕,不会得性病了吧?皮肤科医生检查了之后,根据她的症状,诊断她

35

得了阴虱病，而且告诉她这个毛病大部分可能跟性传播相关，建议她丈夫也同时来医院检查一下。刘女士一下子就蒙了，打电话质问老公，老公支支吾吾地承认前不久出差时和几个朋友出去"潇洒"了下，她又气又急，赶快叫老公到医院检查，结果老公也被确诊为阴虱病，刘女士真是欲哭无泪。

1. 阴虱病是什么鬼

阴虱为虱子的一种（其他有头虱和体虱）。阴虱病是由阴虱引起的一种传染性皮肤病，是由寄生于外阴或其他毛发部位的阴虱反复叮咬吸血引起的瘙痒性皮肤病。阴虱，芝麻粒大小，远看如同皮屑，细看像小螃蟹，善于在疏落的毛发间攀爬，行动缓慢，呈半透明，只有在吸饱血后才容易被发现，喜欢一边吸血一边排粪。除了阴毛外，阴虱也可在头发、睫毛、胡须和腋毛处寄生。阴虱的寿命约为 30～40 天。由于人的体温适合阴虱生长，脱离人体 2 天内阴虱即死亡。当同房时，这罪魁祸首——阴虱可离开原宿主，来到新的"主人"身上继续祸害。据统计，一次同房感染阴虱的概率高达 95％呢（要知道一次性接触后感染梅毒和淋病的概率仅 33％），吓到了吧！不仅如此，阴

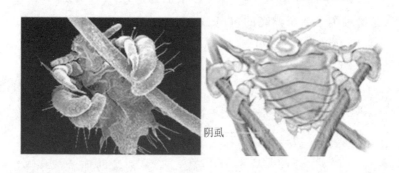

阴虱

虱病还可能传播回归热及斑疹伤寒等其他传染病。所以千万不能掉以轻心!

2. 阴虱病的传播途径有哪些

阴虱病有三种传播途径,即性接触、直接接触和间接接触三种,其中性接触传染最常见,因此阴虱病被认为是广义的性病的一种。①性接触:性行为是造成阴虱寻找新的宿主的机会,故而阴虱病常在性生活混乱者中流行。②直接接触:指的是除性生活以外的其他直接接触性传染。由于生活条件所限,住房拥挤,卫生条件差,与患有阴虱病的患者同床共寝,密切接触,也可传染该病。③间接接触:阴虱、虱卵常随着阴毛的脱落而污染内裤、毛巾、床单、马桶等,其他人因接触阴虱污染的这些物品而受到传染。该病既可单独发病,又可伴随其他性传播疾病同时发生,传染性强。

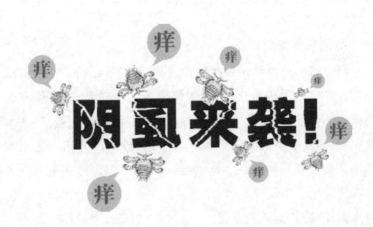

3. 阴虱病有哪些表现

阴虱病最常见于青春期或青年女性，传染的阴虱病一般7～30天可出现症状。主要表现以被咬部位出现阵发性瘙痒（夜间尤甚）、小红疹、血痂为主，有时被咬处可见黄豆大或指甲大青斑（压之不褪色，杀灭阴虱后，青斑可继续存在数日），同时因搔抓常出现抓痕或继发脓疱、毛囊炎等感染。阴虱喜欢躲在毛发根部的毛囊处隐藏自己，把卵产在毛发干上。如果在阴毛等这些地方找到阴虱或虱卵，就可确诊为阴虱病了。

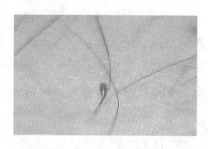
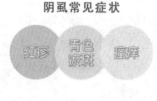

阴虱常见症状

红疹　青色瘀斑　瘙痒

4. 阴虱病如何治疗

阴虱病的传染性是如此的强，所以我们治疗时务必要斩草除根。除了外用药治疗，一般建议把阴毛剃光光，不要留有高出皮肤的毛发，以免虱子躲藏，剃下的阴毛须用明火烧掉（非常重要！！！），以防阴虱播散。实在不想剃，也可以使用既能杀死虱子又能杀死虱卵的杀虫剂使之形神俱灭。另外，还应对患者的衣物及床上用品沸水消毒，患者的家庭成员及密切接触者也需要治疗，防止其死灰复燃。

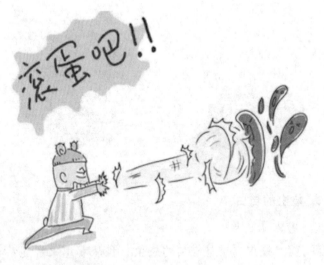

二、蛲虫病

1. 宝宝半夜哭闹、磨牙，不只是缺钙

欢欢，3岁半，1个多月前爸爸妈妈高兴地将欢欢送进了幼儿园。度过了最初1周的不适应，欢欢现在已经习惯了幼儿园的生活，她还交了好几个好朋友，她们经常一起做游戏、吃饭和睡午觉。最近几天，爸爸妈妈发现欢欢精神不是很好，白天无精打采，晚上经常半夜惊醒，毫无缘由地哭闹、磨牙，爸爸妈妈以为她长个子缺钙了，就带她出去晒太阳、补钙片，但是情况都没有好转。这下爸爸妈妈可急坏了，赶快带欢欢到儿童医院去看病，医生检查发现，原来欢欢得的是一种肠道寄生虫疾病——蛲虫病，可算找到病因了。

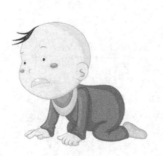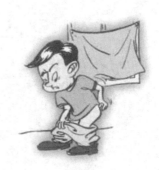

2．蛲虫的自白

（1）我从哪里来？

我，就是蠕虫界赫赫有名的蛲虫。我从哪里来的呢？其实远在天边，近在眼前，没错！我就寄居在你们的肠道里。所谓的蛲虫病，说白了就是我们在人类的肠道里捣乱。别不相信，我的小伙伴们可是遍及世界各地。只要被我们盯上的，肚子里少说也有个百八十条的。虽说现在你们的生活环境越来越好，但是，只要有不好卫生习惯的地方，就有我们的"用武之地"，男女老少通吃，当然，我们最喜欢的还是幼儿园里的宝宝们，男宝宝女宝宝都爱！

（2）要到哪里去？怎么去呢？

我们的目标就是"蛲虫来袭，一个传染俩！"想知道我是怎么进入另一宝宝肚子里的吗？那学问可大着呢，简单地说就是"借力"，你想想啊，平常我躲在宝宝肛门里，离宝宝小嘴那可有十万八千里的距离。这时候，宝宝的小手就不言而喻了吧！嘿嘿！不瞒你说，我最喜欢的还是那些卫生习惯不太好的宝宝，

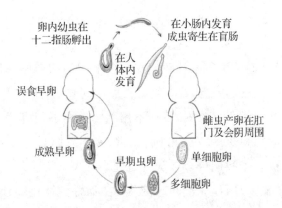

卵内幼虫在
十二指肠孵出

在小肠内发育
成虫寄生在盲肠

在人体内发育

误食早卵

雌虫产卵在肛门及会阴周围

成熟早卵

早期虫卵

单细胞卵

多细胞卵

比如欢欢玩起玩具来不亦乐乎,啥抓起来都喜欢往嘴巴里啃一啃,说时迟,那时快,我瞅准机会,"嗖"的一声,"来一场说走就走的旅行",省时省力,直达目的地,一箭三雕。我的小伙伴们有的趁着那些宝宝饭前便后不洗手的时候直接侵入;有的躲在脏衣服里、食物里寻求机会;有个小伙伴更绝,跟随着"苍蝇"漫无目的地乱逛,突然一阵无名之风,跌入一个正睡得香的宝宝嘴里,哈哈!真是踏破铁鞋无觅处,得来全不费工夫啊,足足让它嘚瑟了好两天呢!总之,为了"免费旅行",我们可谓是八"虫"过海,各显神通。

（3）到了新目的地,我们干什么呢?

当然是产卵,因为离开你们人类的肠道,我们寸步难行,所以我们要不停地产卵来壮大我们的家族。所谓男女搭配,干活不累,只是男虫非常懒,就负责"播种","光荣完成使命"后被你们当成粪便排出去了。剩下的女虫们继续努力。

（4）我们会带来什么危害呢？

虽然有些时候，我和你们和平共处，但请相信这是假象！只是我们暂时还处于下风，一旦形势扭转，感染 2 周之后你们就可知道我们的厉害了。我们在宝宝肛门周围产卵，引起肛门及其周围皮肤发痒、湿疹。天干物燥的时候，我们举行产卵比赛，痒得让人类坐立难安，不得不用手去抓两下，我们就喜欢你们使劲抓，抓得这些皮肤出血、发炎，惨不忍睹最好，转移了你们的注意力，给我们更多宝贵的时间来壮大队伍。

为了掩人耳目，我们也常常制造"烟幕弹"，比如让宝宝们做噩梦、失眠、烦躁不安、食欲差、夜间磨牙及夜惊，欢爸欢妈就以为是欢欢缺钙，而每天给她补钙，结果无济于事。我们最有成就感的就是看着宝爸宝妈们束手无策！如果给我们 1 年以上的时间，你就会发现：咦！我家宝宝怎么比别人矮了那么多，不长个了？怕了吧！

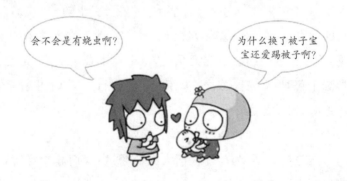

偶尔我们也会变换居住场所，让你们防不胜防，比如跑到阑尾腔，引起阑尾炎；钻入尿道引起尿道炎，让宝宝们很大了还

尿床;还会侵入宝妈的生殖器官,引起各种妇科炎症,让宝妈们叫苦不迭!

(5)我们的活动时间?

你想问的是我们产卵时间吧?然后趁我们不备来抓我们?告诉你们也无妨,我们不太喜欢在肠道里产卵,特别是夏、秋两个季节里,因为太闷、空气不好,嘻嘻,十分不利于繁衍后代。白日里呢,你们严防死守,肛门憋得紧紧的,我们只能等待时机,月黑风高你们熟睡时,就是我们的"欢乐时光"了,我们争先恐后地从肛门爬出来兴风作浪。温度适宜,环境干燥,微风习习,太好了,天时地利"虫"和!怎能少了产卵大赛呢?不过为了祖传的繁衍技术,我们的牺牲是巨大的,大多女虫们甚至付出了生命的代价。少数体格强壮的女虫经历了这"生死考验"后力不从心,甚至"找不到来时的路",爬进了阴道、尿道。但是,不管我们虫身在哪,肩负的使命始终一样,那就是抓住一切机会祸害人类。

所幸,我们的下一代不负众望,"见风就长"!短短 6 小时就可以长成让你们"惊悚"的感染期虫卵,只要你们稍有不慎,就打得你们措手不及。我们的"虫生"简单,但我们贵在周而复始。

所以在我们跑到肛门外产卵之时,是最容易暴露的时候,也就是清早排便前或宝宝们熟睡之时。欢爸欢妈就是一大早趁着欢欢大便未解直奔医院。都怪我们比赛太投入,被"胜利"蒙蔽了双眼,结果,被医生大大们"虫脏俱获",抓个现行。

最惨的远不止这些,欢欢不但吃上了杀虫药,为了避免重

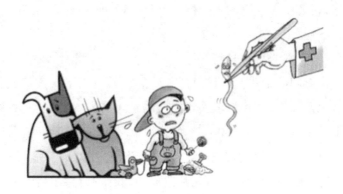

复感染，欢爸欢妈还告诉了幼儿园的老师，老师们立即开始了一场"声势浩大"的"灭虫行动"，对幼儿园的小朋友进行了排查，"地下工作站"全被暴露。不仅如此，老师带领大家开展了全园"驱除蛲虫，守护健康"的活动，将小朋友的玩具、被褥、座椅等都进行了消毒处理，同时提醒宝宝们注意小手卫生，饭前便后，玩玩具前后都需要洗手。

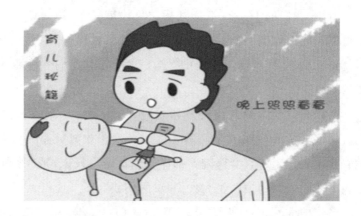

（6）也许我们还会回来的！

看着宝宝们又高高兴兴地一起做游戏，我们深感大势已去。但是根据我们以往的经验，养成并保持良好的卫生习惯绝非一朝一夕就可以做到。况且，我们自恃对外界有一定的抵抗力，一些普通的消毒药水根本不在话下，比起另一同行——蛔虫，我们蛲虫更易传播。所谓除虫容易防虫难，我们说不定还会回来哦！

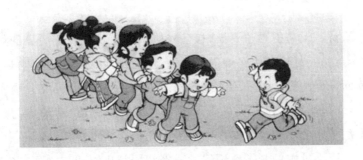

三、疥虫病

赵奶奶的小孙女乐乐 4 岁了，目前在镇上的幼儿园上小班，因为儿子和媳妇常年在外面打工，所以平时照顾小乐乐的责任就落在了赵奶奶和老伴身上。乐乐平时都跟赵奶奶睡觉，她晚上睡觉一般都很乖，可是最近乐乐晚上睡觉老是哭闹，爱抓自己的屁股和腰部，脱掉衣服后发现乐乐的屁股和腰部有大量的抓痕，局部可以看到小的丘疹。赵奶奶想起自己腋下也有这样的小颗粒，确实蛮痒的。赵奶奶估计自己和小乐乐是身上长虱子了，连忙去药店里买了杀虫剂，给家里的被褥来了一个

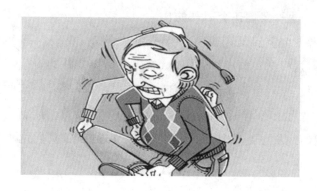

大清洗。但是折腾了一天，自己和乐乐的症状并没有明显的好转，赵奶奶赶快到镇医院配了些药膏搽搽，症状没有完全消失，反而乐乐的脸上也开始出现这样的小疙瘩，乐乐天天哭闹不止，赵奶奶和老伴赶快带乐乐去了县医院检查，最终确诊为疥虫病。

医生给她们开了硫磺软膏局部使用和口服药物治疗，并详细交代了使用方法，告诉她们疗程结束后皮肤的瘙痒症状可能还会持续一段时间，不用担心。

1. 疥虫病的病因

疥虫病也叫疥疮，是一种肉眼无法看见的、名叫疥虫的小动物叮咬而导致的一种传染性皮肤病。在寒冷的秋、冬季及来年春季多见，由人型疥螨引起，人型疥螨是一种寄生螨。该病通过皮肤接触而传播，同床共枕或相互握手均可直接传染。

2. 疥虫病的感染途径

直接感染：直接与患有疥疮的病人或动物接触以后被感染，是疥疮传播的重要途径。一般家里、单位、宿舍有疥疮患者

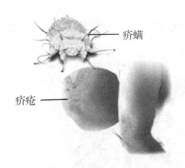

疥螨

疥疮

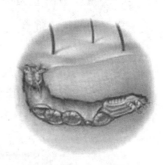

以后,其他人感染疥疮常经该途径传播,传播性极强,感染人群极广,大人、小孩、孕妇、婴儿都可能感染疥疮。

间接感染:通过间接接触疥疮病人的衣物、用品以及病人接触过的家具、物品等被感染。疥疮患者发病多发生在自身抵抗力降低的情况下。

3. 疥虫病是否会引起流行

疥疮的传播主要是通过公共设施间接传播。但是近年来随着性观念的开放,通过性传播的比率有所上升。受感染的人可以将疥疮传给家庭成员,这些人又可以通过共同生活及亲密接触等途径传向社会,形成疥虫病流行的恶性循环。近年来疥疮有广泛流行的趋势,人员流动的增加、症状不典型及治疗不正规、滥用药物等是主要的原因。一般来说男性多于女性,占60%以上;16～40岁青壮年多见;农民、打工者、差旅人员、住校学生往往为高发人群。

4. 疥虫病有哪些表现

患者多在与疥疮病人接触后 10～15 天发病,个别可能在 1 个月及以后才发病。

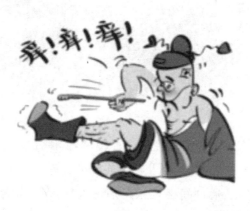

得了疥疮有些什么表现呢?第一个表现是瘙痒,疥虫一旦感染人体皮肤,喜欢通过在皮肤上打"隧道"、叮咬和交配产卵的方式寄生在皮肤的皱褶部位,由于疥虫的夜行昼伏的特点,晚上疥虫的活动增加,因此夜里皮肤瘙痒往往更严重,常因反复搔抓,而出现很多抓痕和血痂,日久有色素沉着及皮肤增厚。有时我们可以在瘙痒部位看到疥虫挖掘出数条线状"隧道"。婴幼儿由于皮肤娇嫩、湿润的特点,患该病时全身任何部位均可受累,且婴幼儿疥疮易继发丘疹结节样损害及湿疹样改变,容易在诊治时误诊误治。

第二个表现是皮疹,可以全身散在,但主要发生在皮肤的薄嫩和皱褶处,出现淡红色或正常肤色的小疙瘩、小水疱,多呈对称性分布。好发于手指缝间、手腕关节、腋窝、腰腹部、臀部、

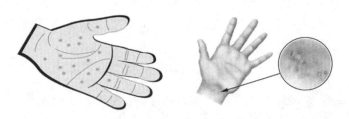

乳房下、外阴等皮肤较薄的部位,特别是手指缝间的小疙瘩、水疱损害具有特征性的诊断意义。

5. 疥虫病为何容易全家感染

家里若有人感染了疥疮,在一起生活免不了无意中接触,如帮忙抹药、洗衣,以及在一个床上睡觉都能传播疥疮;接触到被其感染过的物品,如衣服、毛巾、浴池、坐便器、床单、被褥等,也能感染疥疮。由于疥疮早期很容易误诊,或确诊以后对疥疮认识不够,不积极治疗、治疗疥疮方法不合理,都能使疥疮在家庭内传播。

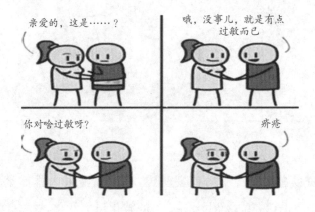

　　另外疥虫的生命力极强,离开人体能存活 2～3 天,如果不注意,也容易在家庭内造成集体感染疥疮。因此,家里若有疥疮病人,千万不能麻痹大意!

6. 疥虫病为什么会反复发作

　　很多人对疥疮这疾病非常陌生,认为该病在旧社会、经济落后的时候才会发生,因此患病后往往都认为是"湿热"或"过敏",未能及时就医。部分医务人员对疥疮新的流行情况不了解,在诊治过程中忽视了疥疮的皮损,不询问有关传染史,使部分患者被误诊。部分疥虫病患者可能被误诊为过敏性皮炎、接触性皮炎、婴儿湿疹、丘疹性荨麻疹等,治疗上给予的外用激素制剂使得皮损度加重而不易辨认,加重了诊断的难度,同时也增加了疥疮传播的机会。

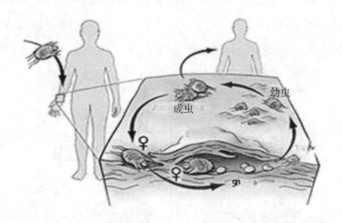

　　疥虫喜欢在皮肤内挖掘隧道,然后在隧道内排卵繁衍后代,疥虫卵在隧道中经过 3～4 天的孵化形成幼虫,这样周而复

始。一般的药物对皮肤表面的疥虫都能杀死,但对潜藏在皮肤隧道内的成虫和虫卵却爱莫能助。因此在杀灭皮肤表面的成虫3~4天后再次复发。另外疥虫具有活动性,成虫和虫卵可分布于全身各处,有些病人只是哪里痒抹哪里,或者局部涂抹,没有彻底清除皮下疥虫,停药以后也会复发。因此对疥疮要全身用药,这样做正是为了防止复发!

7. 疥虫病如何预防

疥疮要正规治疗,才能达到切断传染源及杀死疥螨及虫卵的目的,换下的衣裤、被褥、被单、枕巾等都需要煮沸消毒,被子、褥子、棉絮可在太阳下曝晒消毒。

明确或怀疑为疥疮后,必须严密隔离,治疗期间不与其他人同睡同卧,以免接触传染他人。建议家庭或集体宿舍的所有人同时接受治疗,这非常关键,否则难以根治,一人未愈则治疗前功尽弃。需要注意的是,正规治疗后疥虫被消灭了,但皮肤的瘙痒以及湿疹样变可能会持续数周才能逐渐消退,这可能与疥虫引起的超敏反应有关,并不是治疗失败引起。因为疥疮发病的相关因素可能与居住条件及卫生状况差有关,所以养成良好的卫生习惯,勤洗澡、勤换衣、勤洗晒衣被是最好的预防方法。

(焦 洁 兰义兵 傅东霞)

第三节　外阴皮肤病

一、股癣

夏天艳阳高照，退休以后的王大姐日子过得很清闲，加上老公天天开车跑运输，感觉特别无聊，最近迷上了麻将，和一帮麻友一屁股坐下来，经常废寝忘食，白天黑夜战斗不息。不过最近这两天，王大姐有点坐不住了，总是觉得大腿内侧痒，是那种钻心的痒，痒到恨不得把皮肤抓烂，但是棋牌室里人多，自己一个女同志又不好总在众目睽睽下去抓自己下体，被人看见就尴尬了。王大姐晚上洗澡的时候看了下，发现两侧大腿内侧出现片状的暗红色斑块，表面还有点脱皮，因为连续几天的搔抓，局部还有好几处出血点。

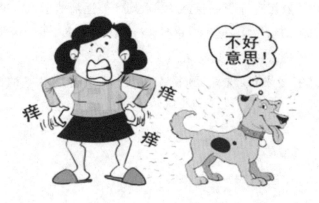

晚上老公回来，王大姐把这事告诉了老公，不曾想老公这两天也出现了类似的症状，而且比她还严重。这下王大姐怀疑老公在外面胡来，得了不干净的病，还把这种病传染给了自己。老公也感到很冤枉，自己明明没有在外面乱呀，怎么会在这么隐私的部位得这种病呢？两人相互埋怨，谁也说服不了谁，第二天一大早就一起跑到了县医院的皮肤科，看病的医生听完夫妻俩的描述，并进行了详细的检查，不禁哑然失笑，原来王大姐夫妻俩并非得了什么"不干净"之病，而是"股癣"在作怪。

1. 股癣是怎么得来的，是否会传染

股癣是由致病性真菌侵犯大腿内侧和臀部所引起的环状或半环状的皮肤真菌感染，属于发生在特殊部位的体癣，是一种接触性传染病。

本病可通过性生活相互传染，但性生活并不是唯一的传播途径，如果本身患有手、足、甲癣就有可能发生股癣，家庭成员如果与患者皮损处直接接触也易患病，或通过贴身衣物用具而间接传染。总之，临床上80％以上的股癣并非是通过性接触传播的。股癣发病主要与气候炎热、外阴潮湿多汗有关。夏季，特别是刚入夏时节，气候炎热潮湿，人体多汗，尤其是大腿内侧，如不及时洗澡，或穿着紧身内裤大量汗液来不及蒸发，就为皮肤癣菌创造了温暖潮湿的适宜环境，易得此病。另外，肥胖、糖尿病、职业运动员、长期应用抗生素以及免疫抑制剂的病人也易患该病。许多患者都羞于治疗，导致病情越来越重，有时可以泛发全身。

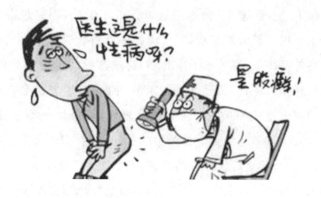

2. 股癣有哪些表现

股癣好发于大腿根部，有时还可在会阴、肛门周围、臀部等部位出现。刚开始时为边界清楚、稍微隆起的小片红斑，红斑边缘不断向外扩展，中间部位则慢慢消退，形成紫红色的半环形损害。若不及时治疗，股癣就会向周围扩散，上面还会有皮疹、水疱甚至糜烂等症状出现，由于患处透气性差、潮湿、易摩擦，常使皮损炎症明显，瘙痒显著。由于搔抓，时间久了可继发苔藓样改变或继发感染。愈后可留下暂时性色素沉着。

一些股癣患者常自行涂抹含有激素的药膏，开始搽用时常效果良好，炎症迅速消退，瘙痒明显减轻，但继续使用一段时间后，皮损会重新出现并不断扩大，而且失去典型股癣的特征，损害边缘也不再清楚，这种不典型的皮损，即使有经验的医生也常常不能确诊。股癣也常侵犯男性阴茎。初起为小丘疹，奇痒，然后扩大形成边缘呈环状凸起、中央平坦的圆形或多形性皮损，常见脱屑。易被误诊为性病。

3. 治疗股癣有哪些注意事项

(1)消灭传染源是治疗中最为重要的。由于它是由真菌感染引起,如果不从源头上消灭,很可能由于生活中不注意而再次感染。

(2)坚持正确用药。股癣是一种较顽固的疾病,虽然其对很多药物很敏感,但是很容易复发,其治疗方法一般以外用抗真菌药物为主。需要强调的是,股癣治疗一定要有足够的时间,多数人可以在1周左右好转,但外用药至少要涂20天。切不可自行停药,导致病情反复。

(3)慎用激素类药膏。由于瘙痒厉害,很多朋友会自行使用激素类药物涂抹,但激素类药膏只能解决一时之痒,并不能根治,反而会造成大量的细菌生长和繁殖,并且很多人在症状减轻后就听之任之,如此反反复复,结果病情越来越重,甚至形成难治性湿疹;另外,由于股癣发生的部位、感染情况的不同,有时与性病、湿疹皮炎等难以区分,所以得了股癣切不可盲目用药,以免病情反复,增加精神和经济负担。一定要去医院明确诊断,在皮肤科医生的指导下用药。

4. 股癣是否能根治

股癣能够根治,但要长期预防。

股癣是较顽固的疾病,容易复发,如果想根治,一定要持续耐心地涂药,皮疹完全消退后再涂抹2周,才能斩草除根,千万不能稍微不痒或稍微好转就停药,让真菌有喘息的机会。虽然抗真菌药膏不比激素药膏那样马上止痒,但只要稍具耐心,时间一长,真菌减少,痒感自然减轻。要树立战胜真菌的信心。

由于引起股癣的致病真菌的广泛存在，即使根治后也应注意预防再感染。对糖尿病等的积极治疗以及肥胖人群的适当减肥对股癣的防治也十分重要。

5．股癣如何预防

股癣难以治愈，又容易复发，那么我们在日常生活中应该怎样预防股癣的发生呢？我们可以从以下几方面着手。

（1）养成良好的卫生习惯：每日清洗外阴，保持局部洁净；勤换内裤，经常洗晒衣被。

（2）穿着宽松，内衣裤更换为吸水性好的柔软棉质。

（3）不使用他人内衣、内裤及洗浴用品，避免与患癣的病人及动物直接接触，避免传染。

（4）积极治疗身体其他部位的癣疾，如手足癣、甲癣和体癣等，防止复发。

（5）避免进食辛辣刺激性食物，戒烟酒，饮食以清淡为宜，多吃些新鲜蔬菜和水果。

（6）加强锻炼，增强机体免疫力，不给真菌繁衍发病的机会。

（7）减少出汗，运动后及时清洗和更换内衣裤，保持会阴干燥，不要用过热的水清洁，不要使用碱性洗涤用品。

（焦　洁　兰义兵　徐小敏）

二、尖锐湿疣

25岁的小燕认识了一个帅气的小伙子，交往了一段时间后发生了关系，2个月后小燕洗澡的时候发现下体私密处长了颗疙里疙瘩的"痘痘"，米粒大小，不痛也不痒，就没有在意，但是后来摸到"痘痘"变大了，就急忙去了医院。好在小燕理智尚存，去了正规医院，没有被网上各种各样的虚假医疗信息迷惑。医生检查后，告诉小燕患了性病——尖锐湿疣。小燕很害怕，觉得天塌了，接下来该怎么办呢？

1. 尖锐湿疣是性病么

尖锐湿疣是性病么？答案是显然的。尖锐湿疣又称性病疣、肛门生殖器疣或生殖器疣，是由人乳头瘤病毒（HPV）引起的，以发生在生殖器、肛周部位为主的良性增生性疾病，是一种常见的性传播疾病。

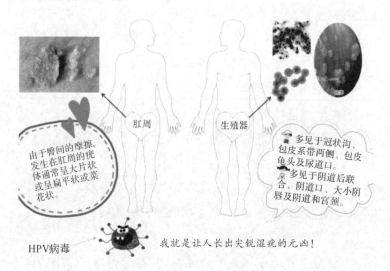

HPV病毒 我就是让人长出尖锐湿疣的元凶！

2. 尖锐湿疣发病率高么

尖锐湿疣在全世界广为流行，其发病率持续增长，发病人数仅次于淋病,位居第二位,是近年来国内外传染病中增长最快的病种之一,可发生在任何年龄,多发生在性活跃阶段,以20～40岁居多。

3. 为什么会得尖锐湿疣呢

医生诊断性病时,会详细询问病史(其中包括冶游史,就是指不洁性生活史)。因为其主要的传播途径为直接性接触感染,占 95%,通过皮肤或黏膜破损处进入。大部分病人都是因为有不洁性交史,就医时一定要如实回答,有利于早期诊断、早期治疗,千万不要因为"要面子"在医生面前否认,害己啊!

还有两种可能的传播方式。其一,为间接接触,因 HPV 为高度亲表皮性的病毒,如马桶、浴巾、公共浴室、内裤感染等。口交、肛交也可能感染 HPV,进而发展成尖锐湿疣。其二,其他接触传播——母婴传播,分娩过程中胎儿经产道感染。

4. 尖锐湿疣长啥样

尖锐湿疣潜伏期为 3 周～8 个月,平均 3 个月。典型的症状为私密处及其周围表面凹凸不平的似有无数小颗粒的"痘痘",其实质为小而柔软的淡红色疣状丘疹,早期常无不适,患者一般可在洗澡时发现。心宽体胖的患者会待疣状丘疹继续增大,可成乳头状、鸡冠状、菜花状或融合成大的团块。

5. 怎样来治疗尖锐湿疣

尖锐湿疣的治疗一直十分棘手,其关键是对于 HPV 病毒没有特效药物。

对于尖锐湿疣的诊治,目前的主要任务就是去除疣体为主,就如同把草木的茎叶除了,然而根和种子仍在,治标不治本,故而极易复发。治疗的经典方法有以下几种。

(1)外用药物,机理是化学性破坏疣体或抵抗其增殖增生能力。常用的外用药物有:化学腐蚀剂,如鬼臼毒素溶液、足叶草脂和三氯醋酸等;抗增殖药物,如 5-Fu 软膏、酱达非洛等。此类方法使用方便,不会引起全身的毒副反应,但对周围的正常皮肤也有破坏作用,使用不当可引起严重的烧伤。且某些药物如鬼臼毒素有胚胎毒性和致畸作用,怀孕期禁用,限制了其使用范围。

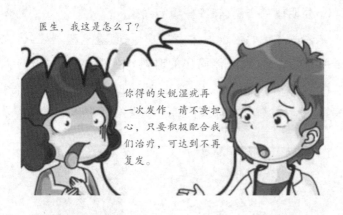

(2)物理治疗:包括冷冻、激光、电热凝、电圈切除。激光治疗准确集中、不易感染、出血少、治疗后组织平滑无瘢痕,且无全身影响,故也可用于孕期尖锐湿疣的治疗。电热凝主要用于小病灶,电圈切除则可用于外生型湿疣,有出血少、时间短的优点。

(3)手术治疗:手术切除治疗外生型湿疣,病灶清除率可达90%,但仍有约20%的复发率。

（4）其他治疗：中草药制剂、免疫抑制剂、新型的光动力治疗。

上一案例中，医生考虑小燕年纪轻，工作忙，以后还要结婚，给小燕选择了物理治疗——激光治疗，治疗后疣体慢慢缩小，1周后创面愈合，2个月后治疗引起的红斑慢慢消退。

（吴伊青　周坚红）

三、外阴硬化性苔藓

1. 外阴瘙痒难耐，仔细一看有白斑

55岁的王大妈最近下体瘙痒难耐，睡觉也睡不好，体重一下子掉了好几斤，和老伴同房的时候疼痛明显。没办法，去妇科就诊，医生说外阴有大片的白斑，诊断为外阴硬化性苔藓。王大妈一脸疑惑，怎么苔藓长到那个地方去了呢？

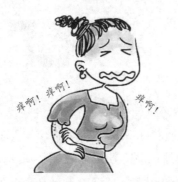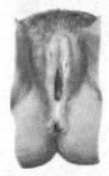

外阴硬化性苔藓是一种良性的皮肤病，以明显的炎症、上皮变薄、独特的真皮改变伴有瘙痒为特点。两种人群易高发：没有发育的女娃娃和绝经后的阿姨们。发病与感染的关系不太密切，主要与王大妈的遗传背景、免疫系统异常、绝经后雌激

素水平下降、局部细胞增殖凋亡异常有关。也就是说王大妈家族可能有得这个病的倾向，加上王大妈已经绝经，雌激素水平下降，增加了患病的风险。另外，自身免疫系统的疾病，比如甲状腺疾病、恶性贫血、糖尿病、系统性红斑狼疮等患者也是该病的易患人群。

2. 外阴硬化性苔藓会发展成皮肤癌吗

王大妈跟老闺蜜周阿姨说自己得了外阴硬化性苔藓，周阿姨说，那要小心继续恶变为外阴癌呀！王大妈一听，急了，外阴的白斑会发展成癌？那可怎么办？又急急忙忙挂了一个妇科的专家号。专家解释道，虽然外阴硬化性苔藓发生外阴鳞状细胞癌的风险增加，但该风险低于5%。

3. 外阴硬化性苔藓怎么治疗

外用激素软膏治疗是目前的一线治疗。大部分患者在开始治疗的第1～2周就有瘙痒症状的改善。此外，患者应保持外阴清洁、干燥；忌食辛辣刺激性食物；不用肥皂、清洁剂清洗外阴；忌搔抓外阴；衣着宜宽大、透气。其他治疗方法还有中医治疗、全身用药如口服维生素A、超声聚焦治疗、高压氧治疗、竹红菌素软膏及外科治疗等方式。

王大妈用了专家开的乳膏，坚持涂抹了2个月，真的不痒了，症状完全消失了！那还需要继续用药吗？

外阴硬化性苔藓复发比较常见，50%的患者在停药后16个月内复发，84%的患者在4年内复发，因此需要缓慢停药，每周2～3次维持治疗1～2个月。之后坚持每年检查1次。

（吴伊青　周坚红）

四、外阴鳞状上皮细胞增生

邻居郭老师，国有某大银行的退休职工，平时非常注意保养，六十几岁的人看着像 50 岁，退休后的她不但没有颓废，相反是活得非常丰富多彩，她最大的爱好就是跳广场舞，每天吃过晚饭，她和小区的阿姨们相约到小区门口跳舞，随着优美的旋律快乐地旋转。

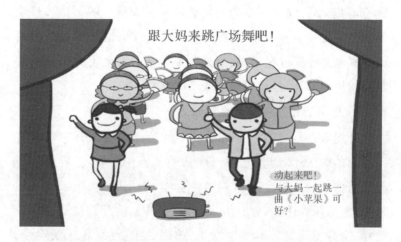

可最近 1 周都没有见到她，以为她出去旅游了。一次在小区里看到她，面色憔悴，失去了往日的风采，小 Q 关心地问："您怎么了？是不是生病了?"她含含糊糊地说："没什么，没什么。"广场上再也没看到她翩翩起舞的身影。

有一天小 Q 医生正在家里休息，突然有人敲门，透过可视电话看到是郭老师，赶紧打开门请进来，发生以下对话：

郭老师：小 Q，阿姨有事咨询你，这么晚不妨碍你吧？

小 Q：没事，没事，有什么事您说。

郭老师：小 Q，最近阿姨有点难言之隐，你是妇产科医生，只能问问你。

小 Q：没关系，我尽量解答您的疑惑。

郭老师：阿姨最近下面奇痒无比，难以忍受，抓一下可暂时得到缓解，过一会儿又痒，愈抓愈痒，愈痒愈抓，怎么洗都不见效果，你说阿姨这是怎么了？（可能怕我多想，郭老师紧接着补充）阿姨非常洁身自好，平时很注重个人卫生。

小 Q：（不自觉地笑了一下）郭老师，只是听说您的症状，还需要做进一步检查才能知道您为什么出现这种症状。这样吧，明天我门诊，您来医院看一下！

郭老师：好的，阿姨给你添麻烦了，这痒真是折磨得阿姨人

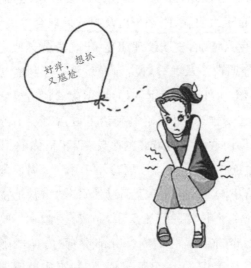

好痒，想抓又尴尬

不人、鬼不鬼的，我也不怕难为情了，你好好给阿姨查查。

第二天，郭老师如约而至。

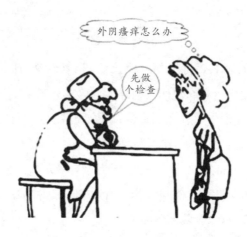

体格检查后发现，郭老师外阴多处发红，有的地方已被抓破，主要分布于大阴唇、阴蒂包皮及阴唇后联合等处，局部皮肤已经增厚，色素增加，皮肤纹理明显，出现苔藓样改变。看到这些小 Q 已经明白了八九分，说："阿姨，我初步判断您得的这种疾病在医学上叫外阴鳞状上皮增生，但确诊还需要病理组织学检查，我给您安排个活检，咱们确诊了以后对症治疗。""好的！都听你的，你们这是省内最好的医院，我相信你们。"小 Q 为郭老师做了术前检查，并安排了门诊小手术。1 周后郭老师拿着病理报告给小 Q 看，报告单上面赫然写着"鳞状上皮增生伴不全角化"，证实了小 Q 的猜测。郭老师疑惑地问："小 Q，阿姨怎么会得这么奇奇怪怪的病啊？听都没听过，你给阿姨讲讲。""阿姨，您别着急，还好我今天不忙，好好跟您说说您得的这个毛病。"

外阴鳞状上皮增生是以外阴瘙痒为主要症状,但病因不明的外阴疾病,以往称之为增生性营养不良。但是,任何原因不明的外阴瘙痒,在长期搔抓和摩擦后,亦可导致鳞状上皮细胞增生,临床上又称之为慢性单纯性苔藓或神经性炎。虽然其他疾病如念珠菌阴道外阴炎等可使外阴继发鳞状上皮细胞增生的改变,但其病因明确,在针对其原发疾病进行治疗后,均能迅速治愈。

目前这个疾病的确切病因尚不清楚,一般认为外阴皮肤长期处于潮湿状态和阴道排出物的刺激等因素可能与其发病有关。

主要症状为外阴瘙痒,患者多难以忍受而搔抓。由于搔抓局部时刺激较大的神经纤维,可抑制神经纤维反射,患者瘙痒可暂时得到缓解。但搔抓又可加重皮损,使瘙痒更剧,结果愈抓愈痒,愈痒愈抓,形成恶性循环。病损主要累及大阴唇、阴唇间沟、阴蒂包皮及阴唇后联合等处。病变可呈孤立、局灶性或多发、对称性。病变早期皮肤暗红或粉红色,角化过度部位呈白色。病变晚期则皮肤增厚,色素增加,皮肤纹理明显,出现苔藓样变。

该病的诊断主要依靠临床症状和病理组织学检查,主要组织病理变化为表皮层角化过度或角化不全,棘细胞层不规则增厚。

对该病的治疗,首先是要保持外阴清洁干燥,禁用肥皂及其他刺激物清洗外阴,内裤应选用通气较好的棉质品,以免加重病情；避免用手或器械搔抓患处，并忌食辛辣刺激及易致敏食物；对于瘙痒严重，影响生活质量甚至失眠者，可服用一些镇静、安眠和抗过敏的药物。其次在控制局部瘙痒时，主张采用皮质激素局部治疗，同时加以外用药物来辅助治疗。但是长期应用皮质激素药物可使局部皮肤萎缩，所以当瘙痒缓解后，需要停用或者延长使用的间隔时间。对于病情严重者或者药物治疗无效者可采用激光治疗。一般不采用手术治疗，而部分患者也会因不同的病因而采用单纯外阴切除，但术后复发率高。

　　郭老师似乎听明白了小 Q 说的话，不过又在感叹，"怎么会病因不明呢？医学真是深奥，那我是不是先尝试药物治疗？""您理解得非常正确，我给您开一支药膏，您先试试看。"并交代她怎么使用。

　　某一天下班路过小区门口，一眼望去，小 Q 在广场舞整齐的团队里看到一个熟悉的身影在前面领舞。

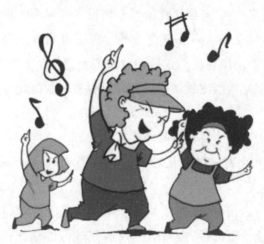

郭老师又神采奕奕地带领大家学起了新的舞曲。小Q没有驻足,知道她的症状肯定好起来了……

(陈利青)

五、外阴鳞状上皮内瘤变

小Q的老家在北方,老家的远亲近邻都知道小Q在杭州做医生,所以小Q经常接到七大姑八大姨打来的各种咨询电话,跟小Q专业相关的和不相关的她们都会问。端午节,小Q好不容易有一天的假期补觉,"丁零——丁零——",刺耳的电话声把小Q从睡梦中吵醒,睡眼惺忪地拿起电话,听到那边急促的声音:"小Q,你别说话,先听我说,我是你舅妈的哥哥的媳妇……听说你是妇产科医生,我有个很严重的事情咨询你,前一段时间,村里做免费体检,说是可以检查有没有得癌症,每个结婚的女人都可以参加,我们几个要好的姐妹都去了,昨天拿

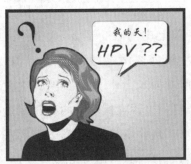

了报告单,说是我和另外一个阿姨都感染了HPV,还说我们外阴长了个红色的肉疙瘩,建议我们都去做个活检,阿姨知道自己那里长了个东西,可不疼不痒,又是私处,感觉难为情,没有

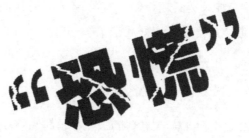

去医院看过，我是不是得癌症了啊，阿姨要是有个三长两短可怎么办啊？"老家亲戚就是这样，根本不了解电话那头是谁，就"竹筒倒豆子"把要说的全说完了。小Q睡意全无，也听明白了八九分，赶紧回答她："阿姨，您稍安勿躁，村里给你们免费做检查是好事，查出来有问题不要紧张，我也听明白了，你们两位的情况确实需要去做个活检，就是取一点肉赘的组织拿去化验，显微镜下看看到底长的是什么东西。先不要着急，你们先去医院做个活检。"1周后，阿姨再次来电话，接通后又是"竹筒倒豆子"："小Q，……我的活检结果出来了，外阴上皮内瘤变Ⅱ级，另一个阿姨是阴道上皮内瘤变Ⅲ级，这都什么毛病啊，不疼不痒的，这里的医生说需要做激光手术，你说需要不需要啊？"小Q把手机都拿到50厘米之外了，还能听到很大的响声，嗓门真大！"阿姨，这个目前来说在医学上叫外阴阴道上皮内瘤变，跟HPV感染有关系。目前还不是癌症，老家的医生说得对的，完全可以用激光治疗消除病灶，不过可能会复发，要定期复查。"

外阴上皮内瘤变和阴道上皮内瘤变是一组外阴、阴道病变，是外阴癌和阴道癌的癌前期病变。它是人乳头瘤病毒（HPV）感染后，在鳞状上皮内形成的具有相应临床和病理学表

现的上皮内病损。外阴阴道上皮内瘤变分为低级别（Ⅰ级）和
高级别（Ⅱ/Ⅲ级）。罹患人类免疫缺陷病毒（HIV）感染、慢性
淋巴细胞白血病和长期服用免疫抑制剂者发生率明显增高。

外阴阴道上皮内瘤变多无症状。外阴上皮内瘤变最常见
症状为外阴瘙痒不适和烧灼感，以大小阴唇较常见，阴蒂次之，
尿道口及其周围较少见。外阴上皮内瘤变查体时可发现有
90%的患者外阴局部皮肤出现丘疹或斑点，颜色可为灰色、红
色、褐色、棕色或白色。病灶也可表现为表皮增生，可出现皮肤
增厚、斑块、乳头或小的赘疣，呈灰白色、黑色素沉着或暗红色，
表面干燥、脱屑，边界不清晰。病灶可为单个，但常多发，并可
相互融合。这些病变可发生于外阴的任何部位。

阴道上皮内瘤变可出现阴道分泌物增多伴臭味，或性交后
出血，病灶多位于阴道上段，单个或多个，分散或融合，红色或
白色。散在的病灶呈卵圆形，稍隆起，表面有刺状细突。

结合 HPV 感染，对高出皮肤、黏膜表面的病变应高度怀疑
外阴上皮内瘤变/阴道上皮内瘤变。治疗前应对整个外阴及阴
道进行认真检查，同时检查宫颈和会阴体后部。内容包括细胞
学检查、阴道镜、活检及组织病理学检查，对可疑部位的病灶进
行活检，并将所取得的组织送病理学检查才最终确诊。

外阴上皮内瘤变/阴道上皮内瘤变治疗强调个体化，应综
合考虑病灶情况（范围、部位、级别、数量）、患者情况（年龄、生
育要求等）、治疗方法（疗效、功能/结构影响）。低级别病灶常
为多发。大部分低级别病变不治疗可自行退变，患者经过满意
的阴道镜检查及活检（排除隐蔽的高级病变）后，可密切随访 1

年，必要时再治疗。高级别病灶应尽早发现并给予及时、合理治疗，以降低发展为癌变的风险。

治疗方法包括非手术治疗和手术治疗。非手术治疗主要是局部药物治疗、物理治疗。外阴上皮内瘤变/阴道上皮内瘤变容易复发，随时间延长，复发率增加。因此，任何外阴上皮内瘤变/阴道上皮内瘤变患者均需接受长期随访。

（陈利青）

第三章　女性健康晴雨表
——白带与疾病

第一节　正常白带的性状

今天讲座结束,一位听课的同学拉住了我,怯怯地和我说道:"老师,我好像得了什么病,下身总有东西流出来,没有其他不舒服,有几天多点,有几天少点,我很担心!""哦,是吗?"望着姑娘那担忧的眼神,我详细询问起来,同学告诉我,每天都会有液体样的东西流出,颜色有几天像芦荟胶样,月经中期尤其明

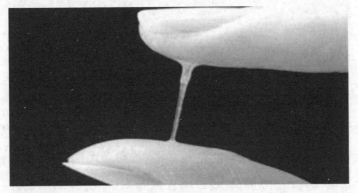

显,有几天量要少一点,要稍微稠厚一点,外面也不痒,人也不难受。因为住校,不好意思和同学说,回家也不知道怎么和妈妈说。今天听了课,鼓起勇气来询问。我大致明白了她的情况,和她轻声说道:"别担心,那是白带,是正常的阴道分泌物,不用紧张。"那么,什么是白带? 正常与异常之间怎么分辨?

白带,在医学上被称为"阴道分泌物",是由阴道黏膜渗出物、宫颈管、子宫内膜及输卵管腺体分泌物、少量白细胞和非致病性阴道杆菌汇合而成。正常白带呈蛋清样或者白色糊状,无腥臭味,量少;偶尔呈淡黄色,絮状、带有黏性。白带的形成与体内雌激素水平有关,一般在月经前后 2~3 天,排卵期及妊娠期时增多;青春期前及绝经后白带量减少。

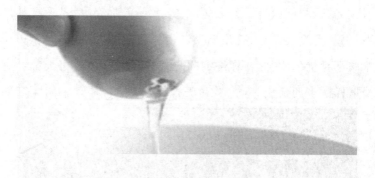

正常白带会随着生理周期的改变而变化。在月经的前半周期,即月经干净后至排卵期前,由于受雌激素不断升高的影响,分泌物逐渐增多,且越来越稀薄、透亮。到排卵期,雌激素分泌高峰时,分泌量最多,拉丝度最长,像芦荟分泌的黏液一样,持续 2~3 天。部分有生育要求的女性可以根据分泌物的变化来判断排卵期,从而增加怀孕机会。妊娠期也会因为雌激素分泌高,白带量会相应增加。

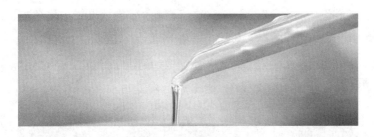

听课的同学放心离开,看着她舒展的眉头,轻松的步伐,我在内心中感慨着普及女性健康知识的重要性。

该案例是非常典型的正常生理周期的白带情况,因为同学缺乏相关的生理知识,所以不明白这是正常的。只有知道了正常的分泌物的性状,才能分辨异常的情况。

（王飞雪　周坚红）

第二节　白带异常与阴道炎症

一、黄白色絮状白带

某天下午,诊室门被撞开,隔壁小护士跌跌撞撞跑来,拉着我就说:"王老师,给我表姐看看,她吓死了,怀疑自己生癌了!"我笑着说:"淡定、淡定,人呢？检查了再说。"随后一位美丽少妇来到面前,忧心忡忡,一脸愁容。我仔细询问了病史,原来她正在备孕二胎,没想到这两天分泌物突然增多,颜色偏黄,也没有特别异味,外阴不舒服,有点灼热的感觉,还有点痒。仔细做了妇科检查,发现外阴阴道黏膜充血,分泌物量多,颜色略偏黄、絮状。取了分泌物检查,检查结果显示除分泌物白细胞增多、杆菌增多之外,其他无异常。宫颈防癌检查结果也正常。阴道局部用了氧氟沙星栓剂,1 周后恢复正常。

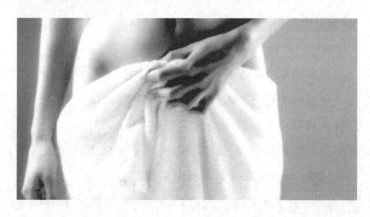

这是一个单纯阴道炎症的病例,分泌物外观与正常白带相似,但数量上显著增多,颜色偏黄,可伴有外阴瘙痒及灼热感,黏膜可有或无充血,分泌物检查没有找到特异性病原体,可见白细胞增多。病人常因分泌物增多来就诊。根据病史取分泌物进行实验室检查就可以确诊。治疗也比较简单,阴道局部用药就可以。

二、白色稠厚、凝乳状或者豆渣样白带

一阵急促的电话铃声响起。接通电话,闺蜜气急败坏地

说："我要杀了我老公,害我得病! 你找个地方赶快给我检查一下,我快要疯掉了!"我赶忙安抚,为了某些人的老公的"性命",一阵安慰,让她来医院。总算知道了个大概,月经期因咽喉炎口服了抗生素 1 周,月经刚干净,与老公爱爱之后没过两天下身奇痒无比。我笑着告诉她:"老公还是留着,好了之后没他会哭死的。看看问题在哪里?"检查之后,发现外阴小阴唇水肿,阴道内都是豆渣样分泌物,取分泌物检查提示见假丝酵母菌的芽孢和菌丝。看到检查结果,我告诉她这次感染与口服抗生素有关,加上经期抵抗力下降,阴道内菌群失衡,所以才会这样。考虑是初次感染,阴道给予克霉唑栓剂治疗。随后叮嘱相关注意事项,建议不要冲洗阴道、不滥用抗生素、不穿紧身内裤、不用含有香料的纸巾和卫生巾,避免一些诱发因素。用药之后,她的症状好转,一切安好。

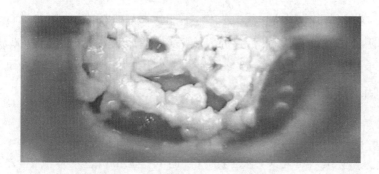

　　假丝酵母菌阴道炎,俗称"霉菌性阴道炎",是临床上常见阴道炎之一,通常伴有外阴瘙痒、灼痛、性交痛及尿痛。妇科检查可以发现外阴潮红、水肿,常伴有抓痕,严重者可见皮肤皲

裂、表皮脱落；小阴唇内侧及阴道黏膜附有白色块状物，擦除后可露出红肿黏膜面，部分病人急性期可见糜烂及浅表溃疡。

霉菌性阴道炎的诊断非常简单，妇科检查结合实验室检查即可确诊。治疗可以按照指南，单纯性感染可以局部用药。单纯性感染者的性伴侣无须常规治疗，有症状的男性应该进行相关检查及治疗。若是复发性的，则其性伴侣需要同时检查治疗。

上述案例是典型的外阴阴道假丝酵母菌病（VVC），诊断依据是月经期间有口服抗生素的病史。抗生素造成阴道内环境失衡，促进了真菌的生长。性生活是一个刺激，起到了推波助澜的作用。妇科检查体征非常明显，白带的性状也是典型的真菌感染后的表现。实验室检查诊断明确。

初次感染诊断为单纯性 VVC 的，建议阴道局部用药，用足疗程。为预防 VVC 反复发作，不能长期口服抗生素，不要进行阴道冲洗，同时积极治疗原发疾病（如糖尿病）；穿透气的内裤，少穿紧身裤（如牛仔裤）等。如反复发作，则建议强化治疗和巩固治疗。

三、灰黄色或黄绿色泡沫状稀薄白带

一位六旬老太，绝经多年，自述下身流出黄色水样液体，外阴痒痛。妇科检查发现外阴阴道黏膜充血，局部见散在出血点，分泌物量多，黄绿色。分泌物检查结果提示滴虫感染。给予甲硝唑口服，考虑合并萎缩性阴道炎，局部应用雌激素软膏。1 周后复查，症状体征完全消失。老太非常高兴地离开，并告诉

医生阴道已没有原来那么干涩,与家里老头也有了性生活。没过几天,老太又来了,阴道炎复发了。反复几次之后,我建议老太将家里老头一起带来医院,经过询问,原来老头上次没有一起用药,觉得老太的毛病与自己无关,私底下还因为老太不愿意过性生活而有过婚外的性行为(路边廉价的性工作者)。明白了老太的病反复发作的原因,耐心做了解释工作,劝服老头一起用药,经过3个疗程的治疗和随访,老太的阴道炎不再反复,且因为局部雌激素软膏的作用,性生活也更加和谐了。

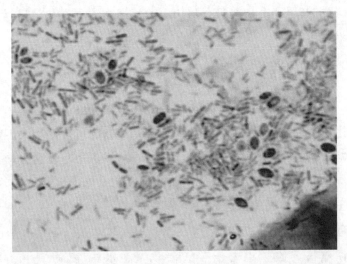

滴虫性阴道炎是比较常见的阴道炎症,主要症状为阴道分泌物增多,大多伴有外阴瘙痒,间或有灼热、疼痛、性交痛等。妇科检查可见阴道黏膜充血,严重者有散在出血点,形成"草莓样"宫颈。分泌物量多,为灰黄色、黄白色稀薄液体或黄色脓性物,常呈泡沫状,有些有异味。主要通过性行为传播。实验室检查即可确诊。

这类病例在临床上不多见,但有典型意义。虽然病人是个绝经后女性,但由于雌激素水平降低,病人阴道局部抵抗力下降,造成阴道炎反复发作。因为性生活的原因,伴侣有婚外性行为,通过巧妙询问病史,考虑感染源来自丈夫。因为年纪偏大,为了保护隐私,我们采取分开询问病史的方式,在治疗之后也进行了相关教育。治疗方案,需要全身用药,考虑绝经后女性,局部用雌激素软膏提高抵抗力。因为传播途径的关系,需要夫妻同治,用药后要进行随访。治疗期间须用避孕套进行保护性性生活。

四、灰白色匀质鱼腥味白带

40 岁的李女士有些轻微洁癖,自以为阴道内很脏,每天都要用阴道冲洗器冲洗阴道。一段时间下来,阴道分泌物不但没有减少,反而越来越多,气味也越来越重,一不小心就会被边上的同事吐槽。这让李女士非常崩溃,忍无可忍的她找到我,一坐下来就不停强调自己如何注意卫生,自己每天冲洗……我耐着性子听完,让她不要着急,一切等检查了再说。妇科检查见外阴皮肤干涩,阴道内分泌物量多,灰色水样,稀薄,并伴有阵阵鱼腥样异味。取分泌物检查后发现 pH 为 5.4,线索细胞阳性,胺试验阳性,确诊为细菌性阴道病。李女士一脸茫然,她不明白自己这么讲究,经常用阴道清洗剂冲洗阴道,也感觉洗干净了,为啥会得病?而自己身边有些人不讲卫生,反而没有问题?

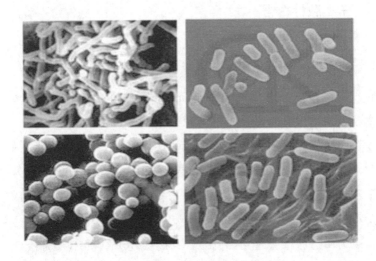

　　于是我耐心地告诉她,细菌性阴道病是阴道内正常菌群失调所致的一种混合感染。阴道内包含多种细菌,由乳酸杆菌维护着整个阴道内环境,抑制其他细菌的生长,维持平衡。反复冲洗阴道,乳酸杆菌减少,则会导致其他微生物大量繁殖,引起发病。还有比如频繁性交(性交后阴道 pH 可上升至 7.2,并维持 6～8 小时)、多个性伴侣、长期应用抗生素致使免疫力低下,也会引起菌群失衡。细菌性阴道病主要表现为白带增多伴鱼腥样异味,尤其在性生活后加重,可伴有轻度外阴瘙痒和烧灼感。

　　李女士在我的一番解释下恍然大悟,为自己以前的无知感到懊恼,在规范化治疗后,白带转正常,症状体征消失,也没有了恼人的气味。

五、脓性白带

25 岁的张小姐曾有一次无保护性性生活,开始并未在意,1 周之后阴道分泌物越来越多,黄色浓鼻涕样,还伴有下腹部疼痛。门诊妇科检查见阴道黏膜充血,宫颈口有黄色脓性分泌物。分泌物检查结果显示淋球菌感染合并衣原体感染。

淋病发病率居我国性传播疾病的第二位,仅次于梅毒。好发于 20～44 岁年龄段性活跃人群,主要发生于不安全性行为、多性伴侣或性伴侣有感染史,有与淋病患者密切接触史的妇女;也可发生于接触含菌的衣物或公共卫生设施者。淋病主要表现为阴道脓性分泌物,外阴可有瘙痒或灼痛,如不及时治疗,可向周围组织扩散,引起严重并发症和远期不良后果,如肝周炎、输卵管炎、盆腔炎、不孕症等。

张小姐在规范化的治疗下,2 周后复查分泌物正常,症状体征消失,随访 3 次后分泌物培养结果均正常。治疗后告诉张小姐:幸好治疗及时、规范,否则长时间感染淋病,不仅会引起盆腔炎,影响生育,甚至会将淋病传染给性伴侣或亲属。

年轻女性要树立正确的性观念,改变性行为方式,避免非婚性行为、杜绝多性伴侣,这是预防淋病等性传播疾病的根本措施。需要使用安全套等屏障式避孕措施,安全套可减少性传播疾病传播的危险性;在公共浴室、更衣室、宾馆等公共场所,尽量使用蹲式的坐便器或使用有保护的坐式坐便器,以防交叉感染。出现异常症状时须及时到有资质的医院进行规范化诊治,做到早发现、早诊断和早治疗。确诊性传播疾病后应及时治疗,取得性伴侣的谅解和合作,避免在复发前驱症状或皮损出现时发生性接触,或更好地采用屏障式避孕措施,以减少性传播疾病传染给性伴侣的风险。

六、米汤水样白带

臧女士,刚刚过完 45 岁生日,老公体贴、女儿乖巧懂事,一家人其乐融融。可近 3 个多月臧女士自觉白带量明显增多,呈米汤水样,偶有明显异味。在老公一再催促下来到医院,询问病史后发现,平素身体健康的她,从来没有检查过妇科,自认为平常没有不舒服就不需要来医院检查。妇科检查发现,宫颈肥大,后唇见膨大明显,颈管见米汤水样液体排出。考虑恶变可能,在行宫颈防癌检查之后行电子阴道镜检查,宫颈活检确诊为子宫颈腺鳞癌。臧女士非常后悔没有定期做宫颈防癌检查,后悔出现白带异常后没有及时到医院治疗。

大多数女性对米汤水一定不陌生,但如果从我们身体里面排出米汤水样的液体,就要引起警惕,及时去医院检查。因为持续流出米汤水样白带且具奇臭者,一般为晚期子宫颈癌、阴道癌或黏膜下肌瘤伴感染。

对于性生活超过 3 年或者年龄超过 21 岁的已婚女性,建议常规进行宫颈癌筛查。

七、血性白带

李阿姨 55 岁,绝经 4 年,退休后生活多姿多彩,旅游、聚会、广场舞,每天忙忙碌碌,开开心心。可每个月也有那么几天不舒服，虽然绝经4年，但经常会有阴道分泌物带有血丝，量很少，淡红色，没有明显的味道。因为没有严重的不舒服，加上李阿姨以为这是自己还年轻的表现，认为有点出血属正常，一直未重视。直到听说另外一位同事与她症状差不多，到医院检查发现子宫内膜息肉，李阿姨这才意识到自己可能也有问题，才紧张起来，来医院门诊就诊。B超检查发现子宫内膜增厚，伴有不均质回声；刮出一大堆腐肉样组织，经病理诊断为子宫内膜癌。李阿姨顿时陷入惊慌之中，经医生劝导和仔细的解释，医生告诉她积极配合治疗，她才平静下来。手术治疗效果良好，经后续几年随访，未见复发迹象。李阿姨也成了妇科癌症预防的义务宣传员。希望大家爱护自己，有异常阴道流血尽早去医院检查，早诊断、早治疗。

　　阴道分泌物带有血丝或者异常子宫出血，在生育年龄妇女出现血性白带，须警惕宫颈息肉、宫内节育器导致出血、宫颈癌；孕期出现血性白带，须警惕先兆流产、先兆早产、宫颈病变的发生；产后或流产后出现血性白带，须警惕不全流产、妊娠滋养细胞肿瘤的发生；更年期或绝经后出现血性白带时，更应警惕子宫内膜癌、输卵管癌等恶性肿瘤的发生。一旦发现就需要及时检查，及时治疗。

（王飞雪　王家建　周坚红）

第四章　是谁招惹了宫颈
——认识宫颈疾病

第一节　淋球菌感染

　　小丽（化名），23 岁，初中毕业就跟着老乡南下打工，因为知识水平有限，凭着还不错的外在条件找了一份收入不错的"工作"，小丽的"工作"会接触社会上形形色色的人。最近半个月，她经常感到下腹坠胀、腰酸背痛、白带较多，起初以为快来月经，没有重视。可在月经干净后仍然下腹坠胀，白带多，常伴有脓性分泌物，影响到了小丽的工作和生活，小丽遂至医院就诊。Q 医生仔细为小丽做了妇科检查：发现外阴红肿，阴道口可见脓性分泌物流出，阴道及宫颈充血，宫颈口有脓性分泌物附着，子宫举痛明显。Q 医生取了白带及宫颈分泌物，白带提示杂菌感染，盆腔超声未见明显异常，宫颈分泌物显示淋球菌数值严重高于正常范围，Q 医生告诉小丽患了淋球菌感染，简称淋病，是一种性传播疾病。小丽听了 Q 医生的话默不作声，略显尴尬地问 Q 医生："怎么治疗，可以治愈吗？"

　　Q 医生告诉小丽，淋病是由淋球菌引起的以泌尿生殖系统化脓性感染为主要表现的性传播疾病，其发病率居我国性传播疾病第二位。女性感染淋球菌后，通常在不洁性交后 2～5 天出现尿痛、尿急、尿烧灼感等不适，同时尿道口红肿充血，脓性分泌物溢出，或者有性交痛及脓性白带增多。女性淋病特别是子宫颈有淋球菌感染时，可合并上生殖系统的感染，造成较为严重的后果，如淋菌性盆腔炎，包括子宫内膜炎、输卵管炎、输卵管卵巢脓肿、盆腔脓肿、腹膜炎等。严重者可出现高热、寒战、头痛、恶心呕吐及食欲不振等，同时可伴有下腹部疼痛、明显压痛等。

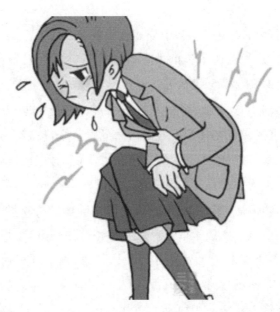

在认真听 Q 医生讲述疾病的过程中，小丽的鼻尖冒出了细

细的汗珠,她现在未婚未育,如果疾病没有治愈,将会对自己以后的生育造成很大的危害。小丽很为自己的日后生活担忧,她迫切地问 Q 医生:"要怎么治疗,治疗多久?"Q 医生安慰了小丽并接着说,患病后应尽早明确诊断并立即治疗,应选择对淋球菌最敏感的药物进行治疗,药量要充足,疗程要正规,用药方法要正确。在症状发作期间或确诊前 2 个月内与患者有过性接触的所有性伴侣,都应做淋球菌感染的检查和治疗。如果患者最近一次性接触是在症状发作前或诊断前 2 个月之前,则其最近一个性伴侣应予治疗。未治愈前禁止性行为,注意休息,提倡安全性行为,推广使用安全套。治疗结束后 2 周内,在无性接触史情况下符合如下标准为治愈:①症状和体征全部消失;②在治疗结束后 4～7 天从患病部位取样,做淋球菌复查为阴性。

　　Q 医生为小丽开出可针对淋球菌感染的药物,嘱咐小丽遵医嘱治疗,治愈前避免性生活,平时性交时建议使用避孕套,以降低感染机会。2 周后,小丽再次来到 Q 医生的门诊,做了淋球菌复查,这次结果阴性,小丽暂时放下了担忧。

(阮　菲　吴再归　陈利青)

第二节　支原体感染

　　媛媛(化名),28 岁,2 天前在居住的社区医院进行了孕前检查,那天下午签约的 M 医生告诉她去拿检查结果。在家搞卫生的媛媛直接去了社区医院找 M 医生,M 医生告诉媛媛,除了 1 项支原体阳性以外,其他指标都正常的,因为这个指标可能对以后的妊娠有影响,建议治疗后再怀孕。听到这个指标可能会影响到怀孕,媛媛感觉有点严重,着急地跟 M 医生说,自己平时无任何不适症状,而且只有老公一个性伴侣,怎么会支原体阳性?M 医生告诉媛媛,支原体是细胞外生存的最小微生物,人体分离出的支原体共有 16 种,其中 7 种对人体有致病性。常见的与泌尿生殖道感染有关的支原体有解脲支原体(Uu)、人型支原体(Mh)、生殖支原体(Mg)。解脲支原体和人型支原体在我国开展检测时间较早,大多数医院都能检测,生殖支原体仅在我国极少数医院开展检测。

泌尿生殖道支原体感染能够导致相关疾病,比如:①尿道炎;②宫颈炎和盆腔炎,已有大量证据证明生殖支原体是宫颈炎、子宫内膜炎、盆腔炎、男性生殖道疾病和输卵管性不孕的病因;③绒毛膜羊膜炎及早产,已有很多证据表明解脲支原体可以导致羊膜腔内感染。

但 20 世纪在美国进行了一项多中心临床研究,该研究共纳入 4900 余名妊娠妇女,研究结果表明,母体孕中期阴道解脲支原体的定植与胎儿低出生体重、胎膜早破及早产的发生无明显相关性。目前,大多数临床研究认为不需要对孕期下生殖道检出解脲支原体的患者进行干预和治疗。

支原体在泌尿生殖道存在定植现象,人群中存在着相当数量的支原体携带者而没有症状和体征,以解脲支原体最为突出,阴道内经培养检出解脲支原体的概率较高,常无明确的临

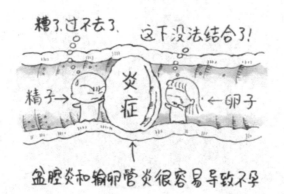

床意义,在临床工作中需要谨慎判断泌尿生殖道检出解脲支原体的临床意义。

那么,如果在门诊检查中发现支原体阳性,该怎么办呢?既要避免无谓的恐慌和过度治疗,又要能及时治疗相关疾病。

问题1:单纯从尿道、阴道中检出支原体,而没有任何伴随的症状,怎么办?

回答:不必理它,无须治疗。这种支原体阳性是正常的携带状态,并不意味着致病。这种支原体阳性并不等于支原体感染,支原体可以与人共同生存而不表现出感染征象。如果男女双方均无泌尿生殖道感染的相关症状,仅解脲支原体阳性,考虑为携带者,不必治疗。解脲支原体经感染治疗后症状体征消失,仅解脲支原体实验室检查结果为阳性时,应考虑是否转为解脲支原体携带,不必继续进行药物治疗。但有下列问题发生时,应积极处理。

问题2:检出支原体,同时有生殖道炎症或合并性传播疾病

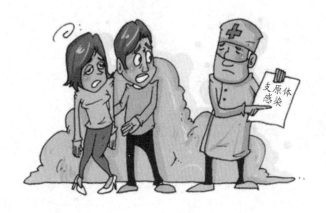

怎么办？

处理：进行抗支原体的治疗。这种支原体阳性属于感染状态，需要积极治疗，经过治疗降低了支原体携带量，有助于加速生殖道疾病或性传播疾病的痊愈。

问题 3：孕前检查发现支原体阳性怎么办？

处理：检查结果为人型支原体阳性，需要规范治疗；若仅为解脲支原体阳性，但无症状及不良孕产史，则不需要治疗；解脲支原体阳性，且有症状或不良孕产史者，均需要治疗。

支原体感染的患者需要在治疗后随访，一般在规范治疗停药后 2～4 周复查。支原体感染虽不是性病，但主要通过性接触传播，性伴侣无论是否存在支原体感染均建议同时用药，治疗期间禁止性生活，以免影响疗效。

（阮　菲　吴再归　陈利青）

第三节　衣原体感染

身材姣好的丽莎是一名在校大学,她有一个帅气的男友。这些天丽莎总是感觉小腹隐隐疼痛、有坠胀感,起初爱玩的丽莎并没有在意,渐渐地丽莎感觉小腹痛越来越严重,且出现发热,最高体温达 39℃。丽莎便在男友的陪同下来到医院做检查。急诊科 A 医生询问了丽莎的病史,做了相关的体格检查,初步排除了阑尾炎、肾结石等外科疾病。因丽莎有性生活史,建议到妇科进一步就诊。

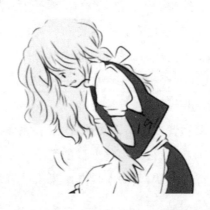

妇科 Q 医生接诊了丽莎,详细询问了病史,做妇科检查时发现宫颈充血明显,举痛阳性,子宫及左附件区压痛明显。遂取宫颈分泌物做相关检查,超声提示左侧输卵管积脓可能。Q 医生初步诊断为急性盆腔炎。Q 医生告诉丽莎,大多数盆腔炎都由上行感染所致,病原体往往通过性生活从阴道经宫颈上行到子宫及附件而引起炎症。临床上,淋球菌和沙眼衣原体是引起盆腔炎的主要致病微生物。该病的治疗以抗菌药物治疗为主,必要时手术治疗。经实验室检查,丽莎的宫颈分泌物衣原体阳性,医生开出了住院单,丽莎入院后接受了专门针对衣原体感染的抗生素治疗。

早晨查房时,病区 Z 主任关于沙眼衣原体做了详细的教学查房,女性生殖道沙眼衣原体感染是由沙眼衣原体侵袭女性生殖器官引起的性传播疾病(STD),主要通过性接触传播,可引起 STD 在社会上的蔓延。沙眼衣原体是一类严格真核细胞内寄生的原核微生物,需要通过宿主细胞繁殖,只侵犯柱状上皮细胞和移行上皮细胞,故在女性,初始感染多为宫颈鳞柱交界部黏膜及尿道黏膜,造成宫颈黏膜炎和尿道炎。沙眼衣原体的致病特点是多发生在性活跃人群,潜伏期 1~3 周,临床过程隐匿,多无症状或症状轻微,有症状者可因感染部位不同而临床表现各异,病程迁延易形成慢性炎症,造成组织损伤、粘连及瘢痕形成。由于发病者多为年轻女性,沙眼衣原体感染可严重危害女性生殖健康,应重视对高危人群的筛查以及对有症状女性的检查。无论有无症状,实验室检查结果阳性者均可确诊沙眼衣原体感染。

沙眼衣原体感染的治疗原则是:及时、足量、规范应用抗菌药物,有效杀灭沙眼衣原体,防止产生并发症,阻断性传播途径。性伴侣应同时进行治疗,治疗期间患者与性伴侣的性生活应使用安全套,避免无保护性交。

预防沙眼衣原体感染的目的在于防止沙眼衣原体隐匿或

持续感染所产生的严重不良后果,须强调性健康教育,早期发现无症状感染者,预防严重并发症的发生。经过 2 周的抗生素治疗,丽莎的盆腔炎得到了控制,出院时医生对丽莎进行了健康教育,并嘱咐丽莎 2 周后来医院复诊。

(陈利青)

第四节 人乳头状瘤病毒感染

一、感染了 HPV 就一定会得宫颈癌吗

公司里一阵喧哗,发放年度福利啦!可别误解哦,这个福利指的不是发票票或免费旅游啊啥的,而是每年 1 次的体检报告单!这次还多了个人乳头状瘤病毒(HPV)检测项目。小姐妹们顿时兴奋了起来,围在一起讨论各自的检查结果……芳芳(化名)是个安静羞涩的女孩子,不太愿意和大家分享自己的小秘密,所以她打算到人少的茶水间去,翻看自己的体检报告:心肺功能正常、肝胆胰脾正常、乳腺正常、生化指标正常……翻到倒数第二页,发现一个向上的箭头,提示 HPV43 型阳性!芳芳心想:完了完了,好像哪天在网上看到,感染了 HPV,将来就会得宫颈癌?那著名演员梅艳芳和李媛媛不就是死于宫颈癌吗?芳芳不由感到一阵眩晕,手心直冒冷汗。不敢向同事们多说,赶紧悄悄地以痛经为由向主管请假,直接奔向省妇产科医院。

坐立不安的芳芳,终于焦急地等到自己看诊,一向端庄稳重的芳芳,此刻花容失色,像被霜打过的茄子,走进诊室就迫切

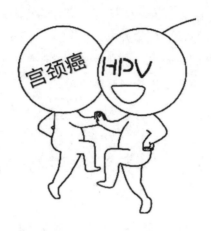

地问医生："医生,我体检出来 HPV43 阳性,是不是得了宫颈癌啊?"接诊的 Q 医生仔仔细细地查看了体检报告后说:"你妇科检查 TCT 检测报告正常,仅仅 HPV43 型感染,可以暂时不用担心! 6 个月后复查。"芳芳还是疑虑地问 Q 医生:"HPV 感染不是很危险的吗? 将来不就要得宫颈癌吗?"

　　Q 医生看她一副忧心忡忡的样子,仔细地解说道:HPV 是英文缩写,这种病毒的中文名称是"人乳头状瘤病毒",是一种无包膜的双链 DNA 病毒。HPV 是个大家族,有 200 多种亚型,其中 40 多种型别可引起男女生殖部位感染。HPV 又可分为高危组与低危组,低危组有 HPV6、11、42 等,此类多可导致尖锐湿疣等良性病变;世界卫生组织确认的 14 种高危型别包括 HPV16、18、31、33、35、39、45、51、52、56、58、59、66、68 等型别。这些型别容易引发癌症,如宫颈癌等。

　　HPV 感染是一种非常常见的病毒感染,在有性生活的女

HPV是个大家族，分很多种，并不是所有的都会导致宫颈癌，能导致宫颈病变的主要有13种，号称："十三太保"

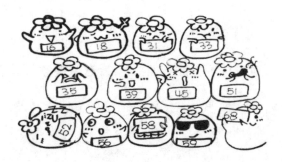

性人群中高达75％可能感染HPV病毒。30岁以下性活跃的年轻女性中感染率较高，但因为免疫力强，多能自然清除。只有高危型HPV持续性感染才会诱发宫颈癌前病变和宫颈癌。

芳芳不解地继续问Q医生："那什么是持续性感染呢？我这种情况属于什么性质的感染啊？"Q医生耐心地解释道："HPV感染通常是一过性的，在身体免疫力正常的情况下，HPV病毒会在1～2年被自然清除掉，平均清除时间在8个月左右，2年内自然转阴率为91％。但也有人HPV感染会超过2年，这种2年以上的感染被称为持续感染，如果高危型HPV持续感染，就要引起足够的重视。"

Q医生告诉芳芳：像你这样的患者，一来，你很年轻，属于免疫力较强的人群；二来，你感染的HPV 43型属于低危型的HPV亚型，所以，无须害怕！只要以后做好卫生保健工作，同房时戴安全套，采取健康生活方式，合理安排作息、积极锻炼增强自己的免疫力，HPV 病毒大多会被自然清除的。当然，定期复查可别忘了哦！

芳芳终于打消了疑虑，长舒了一口气，开开心心地走出医生诊室。公司办公室又恢复了往日芳芳的欢乐笑声。

二、高危 HPV 检测在宫颈癌筛查中有重要作用

听说一个平时身体看上去挺不错的老朋友居然得了宫颈癌，45 岁的丽丽（化名）有点惴惴不安，急忙赶去医院问 Q 医生："我怎么才能检查有没有得宫颈癌啊？"了解了事情的来龙去脉后，Q 医生对丽丽说："别急，做个宫颈癌筛查就知道了。""那什么是宫颈癌筛查呢？"没等 Q 医生话落，丽丽又着急地追问。Q 医生解释："目前最全面的宫颈癌筛查包括宫颈细胞学检查（TCT）和 HPV 病毒检测。""那我就做这个！"丽丽毫不犹豫地回答。做了妇科检查，又做了 TCT 检查和 HPV 病毒检测。

过了几天，丽丽接到了 Q 医生的一通电话："丽丽，你的筛查结果出来了，请到医院来一下。"丽丽回想："单位去年才刚刚做过体检，平时爱爱后阴道偶尔会出血，阴道分泌物略增多，其他没有什么不舒服的，我不会那么晦气，和我朋友得了同样的病吧？"

忐忑不安的丽丽来到医院，Q 医生将报告单给丽丽：TCT 检测结果为"未明确诊断意义的不典型鳞状上皮细胞（ASC-US）"；HPV 病毒检测结果为"HPV16、18、52 型阳性"。丽丽不

太明白这些结果的意义。

　　Q 医生解释道:"宫颈细胞学结果 ASC-US 是介于正常鳞状细胞与异常细胞之间的诊断,可能是良性反应性改变,多由炎症导致;但也可能是潜在的癌前病变。怎样判断是良性改变还是有癌前病变可能呢? 你的 HPV 检测显示 HPV16、18、52阳性,这三种都属于高危病毒,而约 70％宫颈癌是由 HPV16、18 引起的,后两者是十几种高危型里面致癌能力最强的两种类型。根据 2016 年最新发布的美国妇产科医师协会的宫颈癌筛查共识,HPV 检测在处理细胞学结果 AS-CUS 上起到非常有效的分流作用,对于细胞学 AS-CUS 可行 HPV 检测,如有高危HPV 感染,则要进行阴道镜检测以明确是否存在宫颈癌前病变或癌。所以,根据检查结果,你需要进行阴道镜检查。"那什么是阴道镜检查呢?"丽丽不解地问 Q 医生。

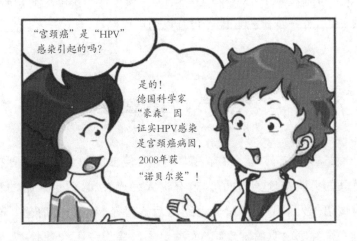

"阴道镜是一种检查宫颈、阴道和外阴的医学仪器，就好像放大镜一样，把你的宫颈等部位放大了，先后涂上 3‰～5‰醋酸、5‰复方碘溶液，再进行近距离观察，辨别病灶的位置和形态，必要时做有针对性的活检。"Q 医生缓缓道来。

完善了相关的验血和白带检测后，Q 医生亲自给丽丽做了阴道镜检查，并在阴道镜下可疑病变部位做了活检，病理报告为"宫颈高级别鳞状上皮内病变"，即我们常说的宫颈癌前病变。后续进行了手术治疗。

幸亏疾病发现得还算及时，手术也很成功。不久，丽丽恢复了健康。她也很遵医嘱，定期来医院做复查，至今都好好的。

所以，希望大家都能有做宫颈癌筛查的好习惯，在做宫颈 TCT 检查的同时最好也做一下 HPV 检测，如果发现高危型 HPV 持续性感染，尤其是 HPV16、18 型阳性感染的患者，需及时就诊，进一步做阴道镜等检查以明确诊断。

（应　倩　吴婉莉）

第五节　宫颈息肉

25 岁的云云（化名）有着一份令人羡慕的职业和一个青梅竹马的男朋友，这年的情人节有情人终成眷属，两小无猜的一对情侣步入了婚姻的殿堂。结婚后这对年轻的夫妻盼望早点有一个健康聪明的宝宝，二人决定去医院做一下孕前检查，听听医生专业的建议。

一个阳光明媚的早晨,云云和老公来到省妇产科医院,两个人分别去了妇科和男性科做检查。接诊云云的是年纪较长的Z医生,在妇科检查时发现宫颈外口有一直径约1厘米的肉疙瘩,色淡红,质地软,碰碰也没出血。Z医生边检查边问云云:"平时不来月经时有没有出血?同房后有没有出血?有没有阴道分泌物增多?"躺在检查床上的云云均一一摇头。检查完毕,Z医生告诉云云宫颈上长了一个赘生物,以她多年的临床经验认为宫颈息肉的可能性大,并向云云详细解释了宫颈息肉的相关情况。

宫颈息肉在已婚妇女中比较多见。通常是由于慢性炎症长期刺激使宫颈管局部黏膜增生,因子宫有排除异物倾向,而使增生的黏膜逐渐自基底部向宫颈外口突出而形成息肉;亦可能由分娩、流产、产褥期感染、手术操作或机械刺激、性交损伤子宫颈,病原体侵入引起感染而导致。

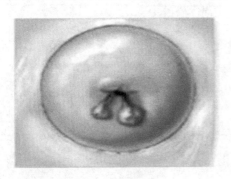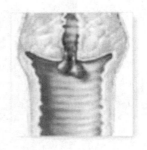

宫颈息肉

息肉可单发或多发,大小不等,直径多在1厘米以下,较小的息肉可无任何症状，只是在妇科检查时被发现。较大的息肉可能出现一定的临床症状，包括出血和白带增多，出血主要是少量点滴出血、鲜红色，或在性生活后少量出血，少数人的出血量可与月经相似，还可表现为绝经后阴道流血。部分患者平时可有黄色白带，多数有异味，或白带中带有血丝。宫颈息肉可阻塞宫颈口，引起不孕症，造成性交出血，影响性生活。宫颈息肉的诊断除肉眼和病理诊断外，一些辅助诊断技术也已用于临床，阴道镜、宫腔镜和宫颈搔刮术用于诊断宫颈息肉。宫颈息肉的治疗以手术切除为主，可行息肉摘除术或电切术。由于息肉易于复发，摘掉后还可再长，因此应定期复查，并应积极治疗阴道炎。少数宫颈息肉可发生恶变，并容易与部分宫颈癌相混淆。不应忽略的是应定期做宫颈刮片检查，以排除恶变可能。

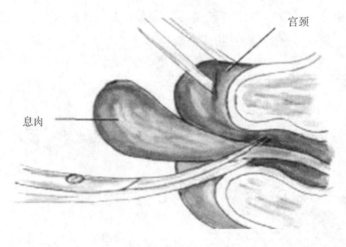

在长达半小时的沟通中，Z 医生边向云云解释宫颈息肉，

边了解云云平时情况。云云虽然与丈夫刚结婚,但婚前二人已经有较长时间的性生活,云云平素无阴道分泌物增多及异常阴道流血,仅在这次孕前检查发现宫颈息肉。因为云云有妊娠计划,宫颈息肉可引起不孕及孕期反复阴道流血及分泌物增多,Z医生建议云云下次月经干净后不要同房,来医院行宫颈息肉摘除术后再备孕。经过Z医生的详细解释,云云了解了自己的情况,不再焦虑,继续去完成其他项目的孕前检查。

(阮　菲　畅银娟)

第六节　宫颈腺囊肿

丽群(化名)是一名英语老师,平时忙于祖国花朵的教育事业,疏于关心自己的身体,二胎开放已经有一段时间,计划再要个宝宝的她终于抽出一天时间来医院做孕前检查。

接诊的Q医生仔细地询问病史,在妇科检查中Q医生发现丽群的宫颈表面有多个白色小囊泡突出。Q医生告诉丽群,她的宫颈上长了一些囊肿,在医学上叫宫颈腺囊肿。平时忙于工作的丽群听到后惊慌失措,一系列的问题抛向Q医生:"医生,你说的囊肿是什么? 要手术吗? 会癌变吗?"作为老师的丽群,此时思路非常清晰,非常急切地想了解什么是宫颈腺囊肿,宫颈腺囊肿是怎么发生的,并该如何规范地治疗及预防。Q医生一边为丽群继续检查,一边安慰她不要着急,关于宫颈腺囊肿向丽群作了以下详细的解释:宫颈腺囊肿是宫颈炎症的一种，又称"纳氏囊肿"，或简称"纳囊"。一般发生在宫颈炎症愈合的过程中，宫颈腺体内的分泌物因新生鳞状上皮过度增生阻塞宫颈腺管，导致腺体分泌物引流受阻、潴留而形成囊肿。

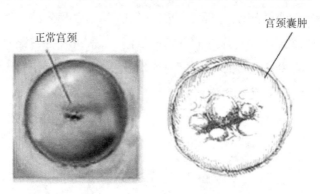

正常宫颈　　　宫颈囊肿

宫颈腺囊肿常常表现为多个黄白色的小囊泡，突出于宫颈表面，内含无色胶冻状物，其包含的黏液常清澈透明，但可能由于合并感染而呈混浊脓性。囊肿一般小而分散，可突出于子宫颈表面。有的宫颈囊肿可以长得很大，不仅突出于宫颈表面，甚至到达阴道口，根部与宫颈之间有蒂相连，常合并有宫颈肥大。一般在妇科检查时发现，也可在做超声或者 CT/MRI（核磁共振）检查时无意中发现。

宫颈腺囊肿多数无明显症状，而伴随宫颈炎发作时的主要表现为白带增多，由于病原体不同，白带的颜色、量、性状等也有所不同。无症状可以观察，可定期宫颈刮片排除癌变；伴发炎症则予以抗感染治疗；也可物理治疗，如微波、激光、冷冻、电熨等。如不伴发其他情况，一般不建议行阴道镜检查。平时应注意个人卫生,保持外阴清洁,防止病原体侵入引起发病。注意性卫生,性生活前后清洗外阴,避免病原体乘虚而入。

丽群平素无异常阴道流血流液,无异常分泌物增多及异味,在妇科检查中发现的宫颈囊肿较小,目前暂无特殊处理。Q医生嘱咐丽群"定期复查"。

(阮　菲　畅银娟　陈利青)

第五章　扒一扒盆腔炎的老底
——盆腔炎性疾病

第一节　什么是盆腔炎

小张意外怀孕了,虽说已经 31 岁,但是一心忙于工作,因此毫不犹豫选择做了人流术,做完手术休息没两天就回公司上班了。1 周后,她感觉下腹隐隐作痛,但没有引起太多重视,以为熬一熬就会扛过去。让她万万没想到的是腹痛不但没有减轻,反而一天天加重。在家里熬到第 6 天,感觉浑身发热、乏力,没有胃口,恶心、想吐,一测体温 38.6℃,吓得赶紧去医院看医生。经过抽血化验和全面检查,医生非常认真严肃地告诉她得了"盆腔炎",必须要高度重视,并进行规范治疗,如果继续在家里熬下去,后果不堪设想。这时候小张有点紧张起来了:这病有那么严重吗? 什么是盆腔炎? 我怎么会得盆腔炎呢? 能治好吗? ……小张心中充满了各种疑惑和焦虑。

相信很多育龄期的女性都经历过类似情况。那么,到底什么是盆腔炎呢? 盆腔炎又称盆腔炎性疾病,是指病原体感染了女性盆腔内的子宫、卵巢和输卵管,以及盆腔邻近组织结构,引

102

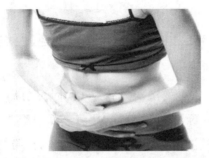

起相应组织器官的充血、水肿、化脓,导致下腹痛、腰酸、发热等一系列症状,是妇科的常见病。根据发病时间长短,可以分为急性盆腔炎和慢性盆腔炎,急性盆腔炎一般起病较急,下腹痛、腰酸等症状较为明显,常常伴有发热;慢性盆腔炎病程时间较长,常常由急性盆腔炎迁延而来,下腹痛、腰酸等症状经常发作,尤其容易在人体比较劳累或者月经期前后发生。

引起盆腔炎常见的病原体有:链球菌、葡萄球菌、大肠埃希菌、厌氧菌、淋病奈瑟菌、衣原体和支原体等。若盆腔炎未能得到及时、彻底治疗,可导致不孕、宫外孕、慢性盆腔痛、炎症反复发作等后遗症,严重影响妇女健康。常见盆腔炎根据发病部位主要有子宫内膜炎、子宫肌炎和附件炎等,盆腔炎严重时病原体可以蔓延到盆腔腹膜和侵犯到血液,引起盆腔腹膜炎、菌血症和败血症,甚至可以危及生命。

上述案例中的小张就是患了急性盆腔炎,如果不及时进行治疗,病情会进一步加剧,若治病不彻底,很容易转变为慢性盆腔炎。所以一定要重视盆腔炎的预防和及时诊治,让盆腔炎不再成为难"炎"之隐,给妇女无"炎"的关怀。

(李娟清　张小媛)

第二节　为什么会得盆腔炎

　　小王是一个不爱洗澡的人,每次同房前后从来不清洗私处,有时还会在经期同房,半个月前出现下腹隐痛,腰酸,自认为没休息好,就没在意。5 天前腹痛加剧,白带量比平时多,闻起来还有点臭味,这下小王不得不去看医生了,一查是盆腔炎。

　　除了小王,很多育龄期的妇女都存在相同的困扰,不知道自己为什么会得盆腔炎。有哪些情况容易引起盆腔炎?

　　盆腔炎是由于病菌感染了女性生殖系统造成的,所以盆腔炎发生的两个必备条件就是病菌的存在和病菌进入生殖系统的途径。

　　病菌都是从哪里来的呢?

　　正常人的阴道内居住着很多种病菌,比如乳酸杆菌、棒状杆菌、非溶血性链球菌、阴道加德纳菌、大肠埃希菌、消化球菌、少量支原体和假丝酵母菌等。阴道和宫颈之间还存在着一些黏液,可以阻挡阴道内的病菌进入子宫。正常情况下,这些阴道内的“原住民”安分守己,大家在宫颈黏液大门外和平共处,保持一个正常的阴道环境,甚至还可以抵御一些外来病菌的入侵。但是当人体发生疾病或者物理因素(比如频繁的或者不洁的性生活)造成阴道内环境改变时,这个和平的环境就遭到了破坏,一些原住民死亡,另一些原住民大量繁殖,统治了整个阴道甚至破坏了宫颈黏液大门,扩散到整个生殖系统,盆腔炎就发生了。

除了这些原住民，外来病菌也可以引起盆腔炎，比如最常见的通过性行为传播的淋病奈瑟菌、沙眼衣原体、支原体等，大量外来病菌入侵阴道，打败了原住民，破坏了宫颈黏液大门，侵入上生殖道大量繁殖，也会引起盆腔炎。

不同病菌感染所造成的盆腔炎症状可以不同，这就是为什么有些人的盆腔炎起病很急，有很明显的高热，以及严重腹痛的过程，而有些人只是表现为时常反复发作的轻微下腹痛、少量阴道流血等。

病原体进入生殖系统的途径又有那些？

（1）攀岩上行：最常见的途径就是沿生殖道黏膜上行蔓延，病菌侵入外阴、阴道后，或阴道内的病菌沿宫颈、子宫内膜、输卵管黏膜蔓延至卵巢及腹腔。这种途径是非妊娠期、非产褥期盆腔炎蔓延的主要途径。

（2）爬管道上行：女性生殖系统有丰富的淋巴回流管道，病菌也可以沿着这些淋巴管道播散，最后入侵盆腔。产褥感染、流产后的感染主要是通过淋巴途径传播。

（3）漂流而行：身体其他部位的病原体可随血液传播到生殖系统，进而进入盆腔。这种途径多见于盆腔结核。

但是，一般正常情况下，女性生殖系统有一套自然的防御体系，比如刚才提到的宫颈黏液大门，还有自身的免疫系统屏障，能够充分抵御细菌和病毒的入侵，所以并不会轻易患上盆腔炎。只有当机体抵抗力下降，或者由于一些诱因使女性的自然防御机能遭到破坏时，才会导致盆腔炎的发生。

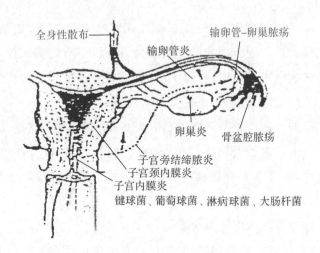

那么生活中又有哪些诱因会引发盆腔炎呢？

(1)月经期不良生活习惯

月经是子宫内膜剥脱,宫腔内血窦开放造成的出血,月经期整个宫腔都是创面,就像我们的皮肤被擦伤一样,伤口表面和子宫腔里还有很多凝血块存在,这都是细菌滋生的良好条件,同时女性在经期时身体的免疫能力下降,如果这个时候不注意卫生,使用不洁卫生巾或卫生纸,经期盆浴、游泳,以及经期性生活,都会让病菌入侵,进入子宫、输卵管甚至盆腔,进而引起各种炎症。

(2)产后以及流产后发生感染

上一节中我们提到小张人流之后不注意休息,得了盆腔炎。因为女性在分娩后或者流产后,体质都会比较虚弱,而且宫颈口在扩张后没有很好地闭合,导致阴道和宫颈中的细菌容易上行,就会引起感染。如果宫腔内有胎盘、胎膜残留,则感染的机会更大。因此正规的手术操作、术后护理指导及用药对于预防盆腔炎是非常重要的!建议女性朋友们选择正规医院进行妇科手术,并且在术后严格按照医生的指示进行用药及护理,暂不同房。在做过人流手术后要注意休息、个人卫生以及补充营养。

(3)邻近器官出现炎症后蔓延感染

女性盆腔里除了子宫、输卵管、卵巢以外还有很多其他器官,阑尾、腹膜和大肠等都是它们的邻居,"邻家失火"必然会受到影响,有些阑尾炎、腹膜炎可以通过直接蔓延侵犯生殖器官及盆腔。

(4)体质虚弱者容易感染

一些患有基础疾病的女性,比如糖尿病、肿瘤患者,或者过度劳累导致本身抵抗力下降,都容易发生身体各种部位的感染,生殖系统的感染也较为常见。

(5)房事不节

盆腔炎多发生在性活跃期妇女,房事不节也是盆腔炎重要的致病原因,尤其是初次性交年龄小、有多个性伴侣、性交过频以及性伴侣有性传播疾病者,建议女性朋友在性生活前注意自身及伴侣的清洁,性生活后及时排尿或清洁有助于预防细菌上行感染而引起盆腔炎。

因此,我们平时一定要注意卫生,经期不要同房,流产和生完孩子后更要注意自己的身体,好好休息,了解和掌握急性盆腔炎的病因、及时做好预防是非常有必要的,一旦发生急性盆腔炎，一定要到正规医院及时治疗，避免造成严重后果。

（褚克昙）

第三节　盆腔炎会有什么症状

一、腹部疼痛总不休

小刘家里盖新房啦，她每天忙里忙外，帮忙运材料、烧菜款待宾客，两腿没有一刻停歇的。时间久了，她觉得小肚子隐隐作痛，开始时以为是累了，就没太在意，想着睡一觉不就好了吗？刚开始，休息后还真的有所好转，谁知两周过去了，症状非但没有进一步好转，痛的次数越来越多，剧烈程度越来越强，稍微干点重活就痛得吃不消，即使休息了也还是有些痛。晚上静下来时还觉得下体有点瘙痒，内裤上的白带也多了很多，颜色黄黄的，凑近一闻还臭臭的。

这下她可不敢大意了，赶紧放下手中的活，跑去看医生，心想别得了啥不该得的病吧。

到了医院，医生给她做了细致的检查：验血、验白带、B超、妇科检查，一点儿都不马虎。做妇科检查时，医生一按小肚子，小刘就痛得不由自主喊了出来。一拿到验血报告单和B超报告单，她就跑去给医生看，紧张得仿佛小时候去班主任那儿拿成绩单。医生仔细看了单子后，笑了笑对她说："小刘，不是你想的那些不好的病；你看B超单上写着'盆腔积液2厘米，左侧附件区腊肠样囊性包块'。'左侧附件区腊肠样囊性包块'可能是输卵管积水,再结合你的下腹隐痛症状、白细胞偏高、白带清洁度Ⅲ度以及妇科检查的盆腔压痛,我认为你只是得了盆腔炎。"小刘听了医生的话,一颗悬着的心终于落了地。

在医生的建议下,小刘挂了1周的抗生素液体,慢慢地,小肚子不怎么疼了,白带也少了,异味也没有了。回家时,医生还不忘叮嘱她:"良好的免疫力对身体非常重要,否则盆腔炎是很容易反复的;此外,你也要培养良好的生活习惯,注意外阴卫生,别太劳累了,要多喝水,饮食清淡,多休息。"小刘连连点头表示同意,高高兴兴地回家了。

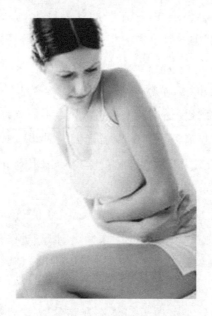

从小刘的这个病例,我们发现:持续或活动后加重的下腹痛有可能是盆腔炎的一种表现。当然,每个患者的体征表现可

各不相同，轻者可没有症状，或症状轻微；部分患者表现为月经后持续或短暂的下腹部疼痛；急性盆腔炎则可以表现为严重的盆腔或下腹部疼痛。小刘的病情属于不太严重的，仅妇科检查有盆腔压痛，一些严重的患者还可有寒战、高热、下腹反跳痛，甚至腹胀等急性体征。所以，请不要拖延，如遇此类症状，请及时就医，方能早诊早好。

二、腰酸背痛人乏力

小美是一家大公司的白领，每天她的工作区域就是眼前不足 2 平方米的小小隔间，工作时间朝九晚五，整天坐在电脑桌前，"噼噼啪啪"码着码不完的字，连水都很少记得喝上一口，上厕所则更是跑着来回的，碰上业务繁忙的时候，还经常要加班加点。在大城市混，不容易啊！坐得久了，站得少了，时间长了，虽然靠着"欧巴"送的爱心腰垫，小美还是觉得腰酸背痛，同事给捶捶也不见有所好转。以前逛大街时，从城南逛到城北都不觉得累，现在走不到一站路，就觉得使不上劲儿，两条腿像灌了铅似的抬不起来。

难道我老了吗？可我才 25 岁呢，真正的"花样年华"哪！

小美这才意识到问题的严重性，急忙去看医生。医生给拍了腰椎 X 片，好好的啊。不过虽然骨头没问题，负责的医生还是给了小美一个中肯的建议："去看看妇科呗！"

妇科医生给小美做了妇科检查和盆腔 B 超等检查。妇科检查时，医生按得稍重些，小美就"妈呀、妈呀"的直喊痛；做了 B 超，发现"盆腔静脉迂曲扩张"。医生对小美说："小美，你是得了盆腔炎啊!"

女性比男性更容易得盆腔炎。因为女性的盆腔静脉比动脉多,而且没有静脉瓣,所以盆腔的血管容易瘀血,瘀血中的氧含量低了,就容易继发感染。而久坐的生活习惯更加重了盆腔瘀血。小美这才知道,原来腰酸背痛和乏力也是盆腔炎的一种表现啊,差点以为自己的腰痛是腰椎病引起的呢。经过少坐多站、加强锻炼、多喝水等生活指导和中医中药治疗后,小美的情况有了明显好转;返回工作岗位后,她也积极听从医生的话,劳逸结合,合理安排工作和生活。

站在办公室的透明玻璃窗前,看着脚底下的车水马龙,终于恢复一身轻松的小美长舒了一口气,心中想着:健康的感觉真好!

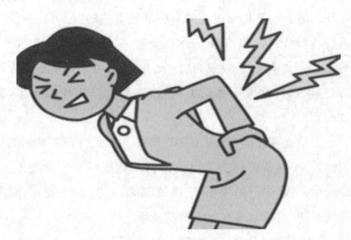

小美的例子告诉我们,腰酸背痛、小腹坠胀、劳累后加剧等症状经常会被我们误以为是腰椎间盘突出或其他骨科疾病,但

对于久坐、活动较少的女性患者，如果骨科检查未发现疾病，就应该考虑有盆腔炎的可能性了，由于缺乏运动，这些患者容易因为盆腔静脉瘀血扩张而使致病菌感染蔓延，在炎症的刺激下导致腰痛；或者因炎症导致子宫后方的盆腔包块：如盆腔脓肿、包裹性积液、输卵管卵巢积水等，压迫尾骶部神经而导致腰酸背痛。如果治疗有效，随着盆腔炎的好转或治愈，腰痛症状可逐渐转轻或消失。

三、盆腔积液还积脓

阿桂是个普通的农村妇女，20 岁就和丈夫结了婚，生了 2 个孩子，因为年轻不懂避孕常识，也没有及时绝育，又先后怀孕 2 次，因经济困难，不得已去小诊所里做了人工流产，并上了节育环。之后就觉得小腹经常隐隐的往下坠痛，但阿桂并没引起重视，以为休息一下或熬一熬就会过去，依旧每天日出而作，日落而息。丈夫去了城里打工，地里的活更多了，农忙的时候，回到家已经累得不想动了，连梳洗等清洁工作都省了，倒头就睡。

一天早上阿桂醒来，刚起身就觉得下身流出好多黏黏的臭臭的白带，小腹坠痛得厉害，自己一按，竟痛得直不起腰来，头还晕晕的，一摸自己的额头，滚烫滚烫的。这下阿桂急了，请邻居照顾好两个孩子，就在老乡的搀扶下去了县医院。

医生给她量了体温，有 39.5℃；做了妇科检查，一压小腹，"额滴个娘"，阿桂痛得忍不住叫了起来；验了血，白细胞有 $12.1 \times 10^9/L$；C 反应蛋白有 45mg/dl。做了 B 超，更了不得，结果提示有"双侧附件区低回声包块，形状欠规则，伴盆腔积液"。医生了解了她的病史，语重心长地对她说："别再相信那些小诊所了，那儿卫生条件不合格，有些还是无照经营，你在那儿做了2次人流，术后也都没有行正规的抗感染治疗和休息；另外，你的卫生习惯也要好好地改改，每天都要清洗下身。你看看，现在这不得了急性盆腔炎，又是积液又是积脓的，这不遭罪吗？"

阿桂悔不当初，应该早点到正规医院来看，问问医生。要是接受规范的治疗，就不至于发展到现在的严重程度了。

阿桂住了院，丈夫从城里赶了回来照顾她。医生根据化验结果给予阿桂静脉输注敏感抗生素的治疗，2周过去了，在医生的精心治疗下，烧也退了，肚子也不痛了，白带也少了，干净了很多，做了B超复查，盆腔积液和附件脓肿基本消退了。

满怀着对医生的感激，阿桂出院回了家。此后，阿桂把医生的话牢牢记在心里，注意卫生，有病也及时去正规医院检查，盆腔积液和积脓再也没来找上她。

输卵管卵巢脓肿、盆腔腹膜炎所导致的盆腔积液积脓是盆腔炎的一种特征性表现，通过B超检查，结合临床表现，可以很容易确诊。如果形成脓肿，可以有下腹部包块和局部压迫刺激症状；如果包块位于子宫前方，会刺激膀胱，出现排尿困难、尿频尿急症状；如位于子宫后方，则会刺激直肠，出现大便里急后重、便秘等症状。对于多数患者，使用抗生素治疗，可以有所缓解或治愈，但也有少数严重病例，抗生素治疗效果不佳，需要手术治疗。

阿桂的病例很好地诠释了盆腔积液积脓的临床症状，她的

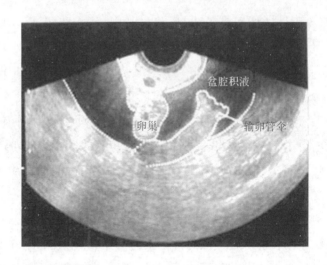

起病原因还是基于宫腔手术操作后感染，再加上其后的不良卫生习惯和劳累导致的免疫力下降，多重因素导致了急性起病。B 超检查结果证实是积液和积脓。虽然在医生的治疗下，炎症消退了，但今后她也要积极改变不良生活习惯，并提高免疫力，预防盆腔炎的复发。

（吴婉莉）

第四节　盆腔炎给女性带来的烦恼

一、纠缠不休，反复发作

菲儿最近非常不爽，原来"老毛病"又犯了。年纪轻轻的菲儿，会得啥"老毛病"呢？提起这事，菲儿懊恼不已，直怨自己。

原来，菲儿打小体质就不太好，小毛小病不断。2 年前，菲儿因为人流后出现感染症状，被诊断为盆腔炎，出院不久又入了院。挂了几天盐水后，症状好了些，医生就开了点消炎药给菲儿带回家，再三叮嘱她要按时服药，足量足疗程，并且不能吃生冷食物，多休息。

出了院，菲儿早把医生的话丢到九霄云外，住院住得早就烦透了的她终于"自由"了。约上三五好友出去玩了三天三夜，甚至玩到凌晨 3 点钟才睡，药虽带着，可经常忘了吃。

开心的时光总是过得很快，回到家后不久，菲儿就觉得小腹隐隐有些痛，偶尔白带还有点异味。这才记得要按时吃药那回事。可是太迟了，虽然吃了消炎药后会好一阵儿，但此后，菲儿就被"盆腔炎"给纠缠住了，隔一段时间，如果累了没休息好，就会经常发作，反反复复。找医生看后，吃点或塞点药后好一阵儿，一不小心就又会犯这个"老毛病"，搞得身体和心情都大受影响。有时月经量也很多，周期也经常不规律，早想怀个宝宝了，很久了也没怀上。

"唉，如果时间能够倒流，我一定会好好听医生的话，一开始就把盆腔炎给治得妥妥的，省得'后患无穷'啊！"菲儿默默地对自己说。

菲儿的例子只是无数迁延不愈、纠缠不休的盆腔炎中的一例。盆腔炎是一种持续性的、极易复发的疾病，首次治疗不彻底或盆腔炎所致的盆腔广泛粘连、输卵管损伤、输卵管防御功能下降，都容易造成再次感染，导致盆腔炎的再次发作。因而，首次治疗是否彻底非常重要，患者应严格按照医嘱，足剂量足

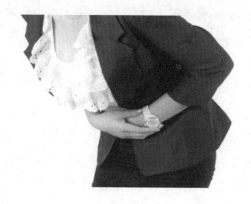

疗程地用药。如果治疗不规范,很容易引起细菌耐药,从而导致治疗失败或炎症反复发作。当然,作息规律,良好的生活习惯也会帮助患者减少复发的机会。

二、病程较长,爱爱也难

小陈和丈夫结婚已经 6 年了,两人共同育有一个可爱的孩子。在外人看来,三口之家,其乐融融。其实,家家有本难念的经,小陈也有难言之隐,即使对闺蜜也羞于启齿。

万般无奈,小陈只好求助于一位熟识的医生。

原来,小陈生完孩子,还在哺乳期的时候,以为哺乳期不会怀孕,禁不住丈夫的再三要求,就过了性生活。哪知点子那么准,竟然又怀了孕,思虑再三,她还是去做了人流,并放了环。

小陈那弱不禁风的身体,哪经得起那般折腾,从此就落下了盆腔炎的毛病。累了生气了就犯,治治好好,一直没断根。最让人无奈的是,每次发作都要前前后后两周才能好。再减去

"大姨妈"来的1周,留给丈夫的也就1周左右。想想也觉得对不住丈夫,偶尔好些了,和丈夫一爱爱,就会因痛得吃不消而作罢。

虽然丈夫通情达理,没责怪她,但心里的不舒坦,她都知道,怎么办呢? 小陈一直对此耿耿于怀,感觉前路茫茫。

医生对她的遭遇表示非常同情,安慰她:"往事不要介怀,只要你能好好配合我们的治疗,希望总还是有的;除了配合我们的治疗,你在生活作息上也要规律,多休息多喝水,最要紧的是加强锻炼,提高免疫力,这才是最好的辅助治疗啊!"

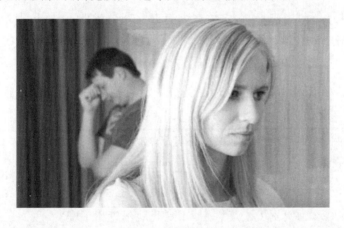

小陈若有所思地点了点头,希望就在不远的前方!

盆腔炎常见于性活跃期的年轻女性,因而类似有小陈这样难言之隐的病例其实并不少见,许多盆腔炎患者因长期下腹隐痛、分泌物增多、月经期发病导致经量增多、经期延长,而使得病程较长,大大影响了性生活;即使勉强性生活后,也有病情加重的情况,如出现性交痛等症状,严重影响了性生活的质量。

患者性交痛的原因，可能是由炎症累及盆腔结缔组织，引起盆腔结缔组织炎，或者盆腔内脓肿所致。由于涉及隐私，许多女性常不好意思开口向专业人士寻求帮助，以致错过了治疗良机，导致疾病加重，使得治疗更加棘手。所以有像小陈这样烦恼的妇女朋友们，请不要因害羞而延误治疗，赶紧去寻求医生的帮助吧！

三、月事来临痛加剧

小娜是公司的中层领导，是同事心目中的"典范"。工作上雷厉风行，坚决果断，生活上也与男友好事将近，一路走来顺风顺水。

但又有谁知道，小娜事业爱情双丰收的代价，是身体的透支。在工作劳累时，她时常觉得下腹有点隐痛，偶尔白带还有点异味，开始时还熬得牢，自己吃点药，扛一扛就过去了。但渐渐地，每个月"大姨妈"来的那几天，她觉得疼痛明显加重了，有时甚至痛得弯着身子躺在床上坐不起来。闺蜜们都以为是痛经，煮了很多红糖姜汤给她喝，但怎么也不见好转。她自己也很纳闷，为啥别人吃了管用，轮到我就不管用了呢？

去医院做了 B 超，没发现有盆腔包块；医生给她做了妇科检查，并根据各项检查结果，认为不是痛经的常见病因，没有发现子宫内膜异位症或子宫腺肌症。那到底是怎么回事呢？

在仔细追问了病史后，医生终于找到了病根。

原来小娜以前曾得过盆腔炎，就是因为不规范的治疗，导致了炎症的迁延。自那以后，就经常觉得下腹隐隐作痛，并从此埋下了病根。

随着事业的忙碌,吃饭应酬多了,熬夜陪客户的时间多了,整天不是坐着开会就是坐着做企划,身体状况慢慢地滑入了低谷。

医生和小娜说:"你'痛经'的根本原因还是反复发作的盆腔炎;尤其在月经期,盆腔是充血的,静脉是迂曲扩张的,更容易导致潜伏在体内的致病菌在这个时期活跃起来,所以才会导致你每月月事来临的时候疼痛加剧。"

"哦,原来是这样,医生,你说得有道理!"小娜恍然大悟。

小娜积极配合医生的治疗,并合理安排饮食起居,生活规律。不久,在医生的精心治疗下,小娜每月"大姨妈"来的这几天不再那么痛、那么难受了,平时的下腹痛也明显减少了。

有了好身体,才有好生活。小娜,要坚持哦!

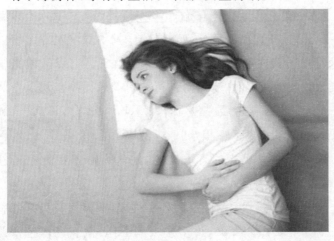

盆腔炎在月经期发病可出现经量增多、经期延长等症状。而部分盆腔炎患者在月经期间易出现疼痛加剧情况，这可能与月经期特殊的生理改变，如盆腔充血、盆腔静脉扩张淤血，容易导致病菌感染有关。并且在月经期，人体抵抗力较低，致病菌更易繁殖，促使盆腔炎发作或加重，从而出现腹痛加剧等症状。然而，这类症状经常和子宫内膜异位症、子宫腺肌症难以区分，所以，如果要获得积极有效的治疗，还请去专业医生处就诊。

（吴婉莉）

第五节　盆腔炎的诊断与鉴别诊断

一、盆腔炎包括哪些炎症

一天，妇科门诊了一位病人，39 岁，是因为反复双卜腹隐痛 1 年多来就诊的。给她做了妇科检查，发现双侧附件区均可以触及增厚的韧性包块，轻轻压上去，她就觉得有点酸酸胀胀的感觉。B 超结果提示"双侧附件区均可及腊肠型包块"，左侧约 6.0cm×1.8cm，右侧约 5.0cm×2.1cm。医生告诉病人，她得的是输卵管炎（输卵管积水）。病人听了长舒一口气，然后感叹："幸亏不是盆腔炎！"言下之意，她认为输卵管炎不是盆腔炎，两者有着天壤之别。

殊不知，医学上，盆腔炎的种类很多，输卵管炎只是盆腔炎的一种常见类型。那么，许多病人就会问：盆腔炎都包括哪些炎症呢？

首先,让我们来了解一下女性盆腔内生殖器官包括哪些"宝贝"吧。子宫位于盆腔的正中,它的形状就像一个倒置的梨,在这只梨的顶部伸出两只手臂,就是我们常说的输卵管,手臂的末端就是卵巢。

因此,盆腔炎指的可不仅仅是输卵管炎,它还可以包括子宫内膜炎、输卵管卵巢炎/输卵管卵巢脓肿、盆腔腹膜炎等。炎症可以局限于一个部位,也可以同时累及几个部位,临床上最常见的是输卵管炎、输卵管卵巢炎(附件炎)。

二、怎样知道自己得了盆腔炎

在妇科医生的临床工作中,经常碰到有病人拿着超声单子,慌慌张张地问:"医生,你看我有盆腔积液,我是不是得了盆腔炎啊?"其实,盆腔积液不等于盆腔炎。盆腔积液在月经期、排卵期、盆腔炎等许多情况下都可能发生,并不是盆腔炎才有盆腔积液。这时需要排除其他情况,才能明确病人是否有盆腔炎。

即使经过各项检查,已证实患了盆腔炎,那么怎么确定得的是急性盆腔炎还是慢性盆腔炎呢?

临床上,通常根据病程的长短,把盆腔炎分成急性盆腔炎和慢性盆腔炎两类。

1. 急性盆腔炎

不久前,急诊室里来了一对夫妇,老婆是被老公搀扶着进来的,老婆面容痛苦,双手紧紧捂着小腹,痛得直不起腰来,一量体温,竟有 38.7℃。她说以往只是偶尔觉得下腹有点不舒服,倒也没太在意,最近几天连着加班,这不,早晨起来突然就这样了。把她扶上检查床后,妇科医生检查,轻轻一按,她就"唉哟、唉哟"地直叫。急诊 B 超提示双侧附件区囊性不均质回声包块。查血常规,白细胞有 $14.3 \times 10^9/L$。这就是个典型的急性盆腔炎病例。

通过这个案例,我们发现,可以凭借以下特点作出急性盆腔炎的诊断:起病较急,病程较短;发病时患者往往有剧烈腹痛伴体温升高。妇科检查时下腹压痛,两侧附件可触及肿块或增厚,肿块形成时有波动感。

2. 慢性盆腔炎

小刘 35 岁,想怀个二宝,却很久还没怀上。医生仔细询问病史时发现,她这几年来一直反反复复地有下腹隐痛,偶尔还有白带增多,稍有异味。但她一直没有重视,也没正规治疗。医生给她做妇科检查时发现,她的盆腔摸起来厚厚的,子宫虽然没有明显的压痛,但位置很固定,活动度也差。磁共振没有提示有占位性病变,所以医生给她的诊断是"慢性盆腔结缔组织炎(慢性盆腔炎)"。

"慢性盆腔炎"就像个卧底,悄无声息地长期潜伏在患者体内,很难被察觉。但医生们可以通过以下几点找到它的蛛丝马迹,作出诊断:它起病较缓,病程较长,反复发作;妇科检查可以发现子宫活动受限制或粘连固定。附件可见以下几种情况:输卵管炎;输卵管积水或输卵管卵巢囊肿;盆腔结缔组织炎。

盆腔炎虽说是个常见病,但其诊断,说困难也不困难,说不困难也困难。

这又怎么理解呢？

"不困难"在于：根据患者的症状、临床表现和超声等影像学手段，我们可以作出"盆腔炎"的诊断。"困难"在于：盆腔炎的表现主要是下腹痛和腰酸、发热等不适，很多其他疾病也可以引起上述不适，若不仔细鉴别，很容易混淆，从而作出错误的诊断，所以需要我们仔细鉴别。

三、盆腔炎的鉴别诊断

1．急性阑尾炎

前不久的一天，小张"哎呦、哎呦"捂着右下腹来到了医生的诊室，和医生说："是不是我的附件炎又犯了啊？"医生很仔细，做了妇科检查、并详细询问了病史后，发现她在发病前有点恶心，胃口不是太好，刚开始时疼痛是在肚脐周围，后来才转移到右下腹的。所以医生就多留了个心眼，让她去外科看看，是不是有阑尾炎的可能。小张去外科就诊，医生明确诊断是急性阑尾炎，立即给她做了手术。手术中一看，右边的卵巢虽然与阑尾有点粘连，但外观还是正常的，而阑尾已经肿得像"火腿肠"那么粗，差点就要穿孔了。

右侧的附件炎很容易与阑尾炎混淆。然而，通过认真鉴别，我们还是可以发现两种疾病的不同之处的：急性阑尾炎起病前经常有恶心、呕吐等胃肠道不适，腹痛常常先发生于脐周，然后逐渐向右下腹转移固定，体温升高程度不如急性右侧附件炎严重。急性右侧附件炎患者一般不会有转移性的腹痛，腹部压痛点的位置常在阑尾的麦氏点以下，妇科检查会发现宫颈触

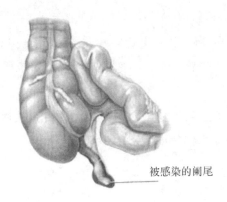

被感染的阑尾

痛,附件区压痛明显,有时候还可以摸到包块。

2. 卵巢肿瘤蒂部扭转

一天,小王在弯腰接电话时,突然捂着肚子一屁股坐到地上,连声喊着:"肚子痛死了! 好痛啊!"同事连忙送她去了医院。刚好碰上了一位妇科医生,小王和医生说:"我以前就有盆腔炎的,是不是这两天工作累了,老毛病又犯了啊?"医生说:"那可不一定,等做了检查后再说吧。"医生给她验了血、做了妇科检查,还让她去做了个急诊 B 超。果然,不是简单的盆腔炎急性发作,而是在小王的左侧卵巢上长了个 6.0cm×4.5cm×2.8cm 的囊肿,并且这个囊肿的蒂部还扭转了 2 圈,这才导致她出现如此剧烈的疼痛。

卵巢肿瘤蒂扭转一般发生在原有卵巢包块的病人,在体位突然发生变化或用力大便时,突然出现下腹部剧烈的疼痛,有时候还可伴有发热、恶心和呕吐。妇科医生检查时会摸到附件区包块。超声检查时如发现附件区包块,将有助于鉴别诊断。

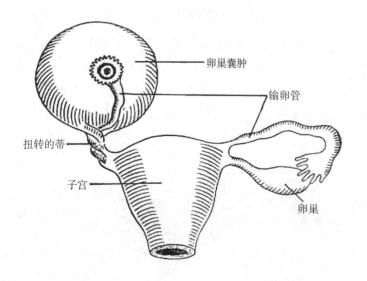

卵巢囊肿

输卵管

扭转的蒂

子宫

卵巢

3. 宫外孕

小李,停经 50 多天,由于工作忙,加之以往月经也不太规律,就一直没太在意。这天早晨她被痛醒,小腹坠坠作痛,痛得冷汗直冒,内裤上湿湿的,头也晕晕的。去厕所一看,吓了一跳,好多血啊! 还有血块! 是月经来了吗? 但以往来月经肚子不痛的啊? 而且以往月经量也没有这么多! 小李觉得不对,赶紧去了医院。医生问她有没有采取避孕措施,她说没有。于是,连忙给她做了尿妊娠试验检测,并急诊做了 B 超。妊娠试验显示阳性,后者表现为"右附件区不均质回声包块约 3.0cm ×2.0cm,盆腔可及液性暗区"。医生做阴道后穹窿穿刺,也见不凝血。最后诊断为"宫外孕"。

宫外孕是指:本来应该住在妈妈子宫里面的"孕宝宝"跑到

了子宫以外的地方去了，最多出现的地方是输卵管。如果宫外孕破裂，还可以引起腹痛和急性大出血。宫外孕和盆腔炎都可以有下腹痛症状，但宫外孕病人一般都有月经不来以后，出现阴道流血、下腹痛或不舒服等情况，尿检妊娠试纸阳性。而单纯盆腔炎患者的尿检妊娠试纸是阴性的，一般也没有月经不调的情况。

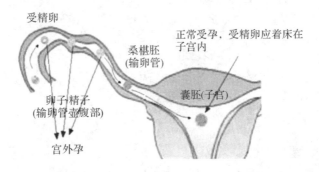

4. 子宫内膜异位症

茜茜 2 年前开始出现痛经，因为不太严重，而且月经基本上每月 1 次还算规律，所以不太重视。这半年来，每个月月经都会提早 3～5 天，偶尔甚至提早 7～10 天，大约 10 天才能干净；而且痛经越来越严重，平时不来月经时都好好的，但月经一来，就会痛得蹲在地上起不来，要吃"散利痛"才能勉强止住痛。在闺蜜的陪伴下，茜茜去了医院。妇科医生检查发现，子宫后方有包块约 5.0cm×6.0cm，界限不清，活动度不佳。B 超发现：子宫后方囊肿约5.2cm×5.4cm×6.0cm，囊壁毛糙，囊内密集细小强光点反射；抽血检查 CA_{125} 48.2U/ml。医生诊断为

"子宫内膜异位症"。

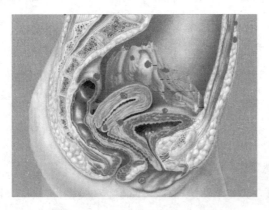

慢性盆腔炎经常容易与子宫内膜异位症相混淆:盆腔炎虽有腹部疼痛,但疼痛不仅限于经期,平时也可以有腹部隐痛;子宫内膜异位症的腹痛则仅限于月经期间,常呈进行性加重;如果妇科医生检查能在子宫直肠窝等处摸到触痛结节,将有助于诊断。如鉴别困难,可采用腹腔镜检查来明确诊断。

5. 盆腔静脉曲张

小娟是移动公司的客服接待员,每天的工作就是坐在办公桌前不停地打电话接电话、与客户沟通。公司对员工要求很严格,忙的时候,连站起来走两步松松筋骨的时间也没有。久坐不活动的她,慢慢发现下腹坠坠地痛,有时和老公爱爱时也会觉得下面痛痛的、很不舒服。小娟以为得了盆腔炎,急忙赶去医院找医生,医生做妇科检查时,对小娟说:"你的外阴、阴道和宫颈颜色不对啊,紫蓝紫蓝的,盆腔也有压痛。要不,你还是去做个B超看看吧。"B超结果显示:盆腔局部静脉迂曲扩张,未见明显盆腔包块和盆腔积液。原来,小娟得的是"盆腔静脉曲张"啊!

盆腔静脉曲张的症状表现为慢性的下腹痛,低位腰痛、痛经、极度疲劳感、同房不适感或同房后疼痛,但不同的是盆腔静脉曲张的外阴、阴道呈紫蓝色,部分伴有静脉曲张,宫颈肥大、软,呈紫蓝色。一般可以通过 B 超检查、体位实验、盆腔静脉造影、盆腔血流图、腹腔镜检查等来加以区别。

6. 阔韧带肿瘤

小马,25 岁,平时身体一直很好,仗着自己年轻,每年的体检都懒得去查。1 个月前,她偶尔觉得右下腹有点隐痛,但未在意,近半个月来这种感觉出现得越来越频繁,甚至觉得有点胀痛,并且老想解小便,一天要跑 20 多次厕所,但每次小便却不多。同事们都说:"会不会是盆腔炎哦,赶快去医院看看吧。"小马来到医院,医生给她做了详细检查,B 超检查发现子宫右侧实性包块约 5.0cm×4.0cm×2.5cm,子宫左偏。医生让小马住院做了手术,术中发现小马右侧阔韧带上有个表面光滑、包膜完整的肿瘤。术后病理报告是"阔韧带平滑肌瘤"。

阔韧带是什么东东呢?用专业术语来表达,它是由子宫前后壁的腹膜向盆侧壁延伸而形成的,可以保持子宫在盆腔的正中位置,限制子宫向两侧移位的韧带。如果把子宫比作大象脑袋,阔韧带就好像大象脑袋边上的两个蒲扇样的大耳朵。

阔韧带肿瘤以良性多见,如平滑肌瘤、血管瘤、纤维瘤等;少数为恶性,如肉瘤或转移性恶性肿瘤等。因肿瘤存在于一侧阔韧带,故子宫被推向另一侧。如果肿瘤固定或压迫周围组织,会造成尿频、便秘、腰痛、下肢水肿、月经不调、盆腔疼痛及盆腔静脉曲张等功能障碍,因此需要与慢性盆腔结缔组织炎鉴别。妇科检查可以发现阴道形状改变、宫颈上移、子宫偏向对侧。另外,B超检查和腹腔镜检查也可以帮助鉴别诊断。当出现压迫症状等不适时,需要手术切除。

（于爱军　吴婉莉）

第六节　如何治疗盆腔炎

小兰最近正忙着操办婚事,本应该开开心心的大喜日子,小兰却总是愁眉苦脸的。原来啊,小兰几天前出现了下腹痛和腰酸,开始以为是最近太累了,没太在意,谁曾想到又出现了发热,但她仍未重视,自己胡乱买了一些消炎药和止痛药吃,想着过几天就好了。但是事与愿违,发热和下腹痛越来越厉害,肚子痛得根本不能碰。这时,小兰迫不得已找了一家私人医院就诊,医生考虑"宫颈糜烂",给她开了消炎药口服,同时进行宫颈微波治疗。刚开始肚子痛还真略有减轻,但好景不长,3天后小兰开始出现39℃以上高热,身上有时还会发冷发抖,白带也呈黄脓样,还散发出臭味。小兰这下急了,才想到应该去正规医院治疗。

经过检查,医生告诉小兰,她得了急性盆腔炎,而且已经形成盆腔脓肿。由于未及时治疗和处理不当,盆腔感染越来越严重,如果再晚些时候来,脓肿一旦破裂,很可能就危及生命了。

小兰这时才意识到由于自己的疏忽和治疗不规范，造成了这么严重的后果。

经过规范的抗感染治疗，小兰的盆腔脓肿丝毫没有消除的迹象，无奈最后医生只能选择给她做腹腔镜手术。术中发现，小兰的双侧输卵管积脓，已形成脓肿，最后医生只好把双侧输卵管都切除了。小兰后悔莫及，没有及时、正规进行盆腔炎治疗的代价是如此惨重——她再也没有自然怀孕的机会了。

现实生活中，像小兰这样的案例屡见不鲜。急性盆腔炎如果及早发现并得到正规的治疗，其结局一般比较理想，可以达到治愈的目的。急性盆腔炎发病时，患者往往有剧烈腹痛伴体温升高，医生进行检查时下腹部有压痛，甚至可以触摸到肿块。然而，有些症状比较轻的盆腔炎患者，可表现为异常出血、性交痛、阴道分泌物增多，因此不易被发现，再加上常怀"难言之隐"、过于轻信"度娘之言"、没有接受有效的治疗等原因，往往会导致病情延误。

问题来了，既然早期诊断、接受正规治疗可以治愈盆腔炎，那么该如何治疗呢？当然是听医生的！下面我们就来聊聊治疗盆腔炎的那些事吧。

一、养精蓄锐，强健身体是根本

"正气存内、邪不可干"，要想战胜盆腔炎，良好的身体素质是根本。采取健康的生活方式，一方面，在饮食上需增加营养，多吃高热量、高蛋白的食物，如鸡蛋、牛奶、肉类等，以补充体内的消耗；另一方面，在注意休息的同时，还需要积极锻炼身体，注意劳逸结合，提高机体抵抗力。这尤其适用于病情较轻和反复发作的慢性盆腔炎者，可以帮助患者强化身体素质，提高应对疾病的能力。上述案例中，小兰在盆腔炎的发病早期没有注意休息和及时去正规医院看病，直接导致了病情的加重，所以应该引以为戒。

二、抗炎神器，冲锋陷阵控大局

抗生素是治疗盆腔炎的不二选择。与盆腔炎的对抗就像是一场"战争"，既然是"战争"，判断"战争"的形势和接受"战争"的时机特别重要。及时有效地抵御"敌人"可以有效地保存实力，以最小的兵力和最短的时间将"敌人"消灭在萌芽之中。研究发现，在盆腔炎性疾病诊断48小时内及时用药可明显降低后遗症的发生，而抗生素就是我们最强的武器！抗生素的使用要足量，疗程要足够，切记不要感觉不痛了、不发热了就马上停药！在此提醒女性，千万不要自己乱吃药，病急也不能乱投医，不能光想着就诊方便，而一定要到正规医院进行规范的治疗，避免治疗不及时、无效而加重病情。

三、磨刀霍霍向战场

一般急性盆腔炎的患者不用手术治疗，但对于抗生素治疗控制不理想的脓肿患者，手术治疗则势在必行。相当于战争如火如荼进行一段时间后，迫于形势，有时不得不丢卒保车，手术切除或消除"小卒"，以保证"车"及盆腔乃至整个身体的健康安全。当然，还有一种情况就是，当医生经过精密监测，发现"战场"败局已定，大脓肿即将破裂，那就啥也不说了，洗洗手，直接上手术台吧。

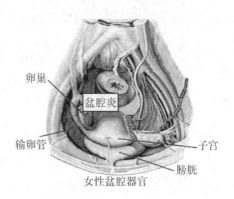

女性盆腔器官

也许您又会庆幸地说："我的盆腔炎没那么严重，不需要住院和做手术，医生只是建议我回家用药，那我该注意什么呢？"首先恭喜您，说明您在与盆腔炎的战争中，暂时处于优势。但是即便如此，仍不可掉以轻心。一般来说，患者在治疗开始3天内会出现临床症状改善，如发热逐渐降低、腹部疼痛减轻等，但是您还是需要在门诊治疗的3天内复查，接受医生的专业评估，以便决定后续治疗方案。

四、不愠不怒，不急不躁，沉着应战是关键

治疗慢性盆腔炎是一场持久战，带给患者的疾苦广泛而深远，因此而产生的心理问题不容小觑。盆腔炎引发心理问题的原因主要有以下几个：腹痛、腰酸及痛经加重等引起生活质量下降，从而降低生活和工作信心；白带性状和气味异常，会觉得自己脏，降低自我评价；性交痛导致性冷淡，从而担心性伴侣出

轨;继发流产、不孕和宫外孕等降低生育质量问题的出现,容易影响家庭的稳定性,导致家庭危机。所以在面对盆腔炎时,首先需要树立战胜疾病的信心,以良好的心态积极配合医生进行治疗,努力提升生活质量。即便在治疗过程中出现心理健康问题,也不用太过着急,先适当进行自我调节和疏泻,若效果不佳,则应及时求助于心理医生,轻者进行心理疏导即可,严重者可能需要加用药物治疗。

（张小媛　李娟清）

第七节　盆腔炎有哪些后遗症

小王5年前流产后得过一次盆腔炎,当时肚子疼得挺厉害,可是后来盐水挂挂,药吃吃,这么多年来,除了偶尔腰酸、小腹胀,就没什么其他不舒服了。不舒服的时候,她就自己买点消炎药吃2天,好一点了,就不吃了,也没好好看过医生。可每当经期过后或劳累了,又反反复复。2年前小王结婚了,准备要宝宝。可是努力了2年,中医西医看了不少,药也吃了不少,就是怀不上。

去医院B超检查发现,她的两侧输卵管积水,医生遂又给她做了子宫输卵管造影,结果输卵管也不通畅。医生告诉小王,她这么多年反复的腰酸、小腹坠胀,其实都是慢性盆腔炎的表现。虽然她自己也在吃消炎药,但是因为用药不够规范,所以导致了盆腔炎迁延及反复发作。当盆腔发炎时,输卵管和卵巢都可能因为感染病菌而出现化脓。一旦化脓，输卵管很容易被脓液堵住，这就会造成脓液集聚在管腔内，形成脓肿。卵巢就在输卵管的下方，和输卵管是一对好邻居，因此输卵管脓肿有时也会殃及池鱼，形成输卵管卵巢脓肿。如果"消炎"效果好，我们把脓肿内的细菌杀死了，那么脓液会被逐步吸收掉，但可能会留下来一部分渗出的液体，形成输卵管积水或输卵管卵巢囊肿。

盆腔里这几个好邻居总是相偎相依，是我们女性体内最神圣、最秘密的花园。卵巢对我们人类孕育新生命是功不可没的，它可以产生卵子，也就是新生命的种子；输卵管负责抓取卵巢排出的卵子，运送精子和其亲密相会，因此输卵管既是通道，也是传送带；子宫是胎儿生长的宫殿。对于自然生育而言，它们缺一不可。卵巢炎症可能破坏卵巢功能，影响卵子排出，导致我们无法取得种子；输卵管炎症可能导致输卵管积水和周围粘连，导致通道被堵或者传送带失灵，使种子无法相遇，并且无法正常回到"房间"；子宫一旦有炎症、导致"房间"损坏，或是"墙皮"剥落，或是"房间"太小等，总会叫人难以住得安心；无论哪一个环节出现问题，都可能导致不孕。

现在小王已经试孕 2 年不成功，就只能尝试试管婴儿了。小王很郁闷，得个小小的盆腔炎，怎么就连孩子都怀不上了呢？医生告诉小王，盆腔炎的危害可不只是怀不上孩子，就是怀上了，还有宫外孕的风险呢！输卵管炎症会影响管腔的通畅程度和管壁蠕动，从而导致受精卵不能被运回宫腔，而直接种植生长在输卵管内，引起输卵管妊娠，俗称"宫外孕"。而子宫内膜严重的炎症,可能导致宫腔条件差,受精卵不愿在宫腔内种植生长,向下游动则可能导致宫颈妊娠,向外游动则可能导致输卵管妊娠。输卵管内的受精卵还可能回游至盆腔内,在卵巢甚至腹腔内安家。因为这些胚胎种植生长的位置关系,一旦胚胎扎根进入大血管,可能穿破血管导致大出血,或者胚胎本身破裂导致大出血,有些突发性大出血难以控制,甚至会危及生命。盆腔炎患者异位妊娠的发生率是正常妇女的 8～10 倍。小王听后,很后悔这些年没把这个"小毛病"当回事,引起了这么严重的后果。

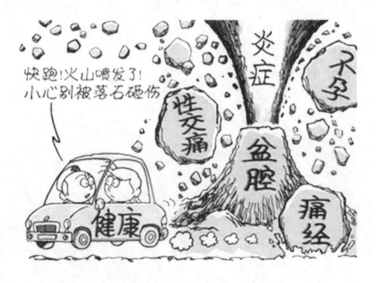

从小王的故事中,我们可以发现盆腔炎的后遗症主要有以下表现:

(1)慢性盆腔痛。表现为腰酸背痛,尤其是月经后的劳累将使其加重；伴有性交痛，影响夫妻感情。

（2）急性发作。当身体免疫功能下降时容易急性发作，常表现为发烧、盆腔脓肿（输卵管脓肿）。

（3）不孕。由于输卵管脓肿，可导致输卵管粘连、堵塞而不孕。

（4）宫外孕。输卵管的炎症可使输卵管内壁毛糙、变狭窄，受精卵前进的道路崎岖不平，在返回子宫腔的路程中遭遇阻碍，被堵在输卵管中着床，导致宫外孕的发生。

（牛晓岑　李春明）

第六章　如何和妇科炎症说 Bye-bye

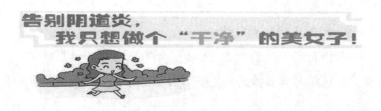

想要和妇科炎症说 Bye-bye 其实并不难,采取健康的生活方式可有效保持女性魅力。

第一节　保持良好的卫生习惯

一、保持私处的干燥清洁

陈小姐平常最爱清洁、讲卫生,生活也十分检点。不知道什么原因,阴道炎就是特别爱光顾她,近段时间反复出现白带增多,还带着一股异味。如今已是第三次来妇科门诊看病了。经过与医生详细交谈咨询,陈小姐才得知,原来是自己缺乏卫生常识——常穿紧身涤纶三角裤惹的祸。

紧身涤纶三角裤,紧裆裹臀,是一种透气性能极差的织物。

女性由于生理原因,阴道在整个月经周期的不同阶段会有不同的分泌物排出:月经期有经血;排卵期会有多量的清亮白带,因此,女性的私处始终处于温暖潮湿的环境。而紧身涤纶三角裤透气性差,和阴道分泌物混合在一起,若未被及时清洗,就容易引起会阴部的糜烂和感染,引发外阴阴道炎症。

女性如何保持私处的干燥清洁呢?

1. 如何正确选择内裤

现代女同志为了追求美,很多会选择穿化纤紧身外裤、性感蕾丝化纤内裤来彰显自己曼妙的身姿,而长期温热潮湿的环境成为各种病原菌繁殖的天然培养基,生殖道感染一路向上蔓延,容易引发盆腔炎。

日常生活中女性选择内裤时要注意的原则是:全棉、透气、浅色、大小合适、穿着舒适。全棉透气的棉织物吸水透气,可以改善外阴温暖潮湿的环境;浅色内裤可以及时发现阴道分泌物的细微变化,例如,白带颜色是否正常,阴道有否异常出血,而深色内裤就没有浅色的容易发现问题。再则,浅色内裤染色剂相对较少,比较安全;型号大小合适,穿着舒适,可以杜绝紧身内裤对私处的挤压和摩擦,尤其是体态肥胖的女性。

2. 每天更换清洗内裤

据有关资料统计,内裤一天不洗,这条内裤上会留下大约0.1克粪便,其中有 10 个虫卵、100 个寄生虫、10 万个细菌、100万个病毒。因此,为了保障女性私处健康,女性内裤必须每天换洗。每晚睡觉时最好换上干净、卫生的内裤。内裤可选择中性肥皂,用单独的盆单独洗涤,不使用洗衣粉等刺激性洗涤剂,洗干净后在太阳下晾干。床上用品也应勤洗，太阳下晒干。不要让脏内裤过夜，不然内裤上污染的有害物质会大量生长繁殖，不仅更难清洗干净，还可能伤害私处健康。

有些女性为了方便省力，喜欢把内裤放到洗衣机里清洗，这种做法是错误的。洗衣机清洗内裤，不仅洗不干净，还会把洗衣机内的细菌带到内裤上，况且内裤上的一些分泌物还会污染到其他衣物。最佳方法是用中性肥皂手洗，手洗能增加摩擦密度，有助于局部清洗。

3. 非生理期尽量不用护垫

带有塑料薄膜的护垫闷热不透气，容易使外阴温暖潮湿环境进一步恶化，导致细菌的生长繁殖。因此，非生理期尽量不用或少用护垫，保持私处的干燥清洁。

4. 个人卫生别忽视

尽可能避免使用旅店、浴池、游泳池等公共场所的公用毛巾、浴巾及坐式马桶，以免受某些病原体感染。

平时注意保持私处的清洁、干燥，每天都应该进行外阴清洗。我们主张用温开水作为清洗液，而非名目繁多的洗涤液。每个女性都应该有专门的洗外阴的盆，或者直接采用淋浴方式清洗外阴，这样可以避免共用浴具所导致的交叉感染。

5. 警惕"时装性阴道炎"

什么是"时装性阴道炎"？就是有些爱美的女性因为长期穿着备受青睐的各种裤裆瘦短的牛仔裤、紧身裤，私处长期受压、摩擦、血液循环受阻，私处透气性差，使细菌得以生长繁殖，所导致的外阴阴道炎症。因此穿着的外裤也要舒适，不要单纯追求时尚而忽视了私处健康。

二、女童不穿开裆裤

1. 小心女童外阴炎

　　青青 3 岁,可不知道为什么最近老是用手抓下身。起初妈妈没太在意,可后来抓的次数越来越多,边抓还边喊痒痒。妈妈查看后才发现青青下体肿胀、有好多痱子大小的红色疹子,有的地方已经抓破糜烂。青青妈心急如焚,赶紧带她来到了医院。医生检查后告诉青青妈说:"青青得了外阴炎。"青青妈妈想不通:这么个小不点儿丫头,怎么就得了外阴炎呢?

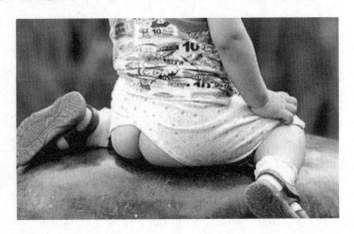

开裆裤惹的祸

　　医生耐心地解释道:其实外阴炎是小儿的易发病,女宝宝占大多数。由于女宝宝的生理解剖特点,阴道距离肛门、尿道近,被大小便污染机会多,加之婴幼儿外阴阴道抵抗力弱,比较容易导致细菌感染而引发炎症。尤其是有些女宝宝穿开裆裤，外阴部暴露，更容易受到外界细菌感染而诱发外阴炎症。青青的外阴炎就是因为穿着开裆裤而导致的。

2. 异物诱发女宝阴道炎

2岁多的跳跳聪明伶俐，一双乌溜溜的大眼睛总是在探索着世间的奥秘。一天，跳跳在家中玩耍时突然哭闹不止，爸爸妈妈闻讯赶来，问她怎么了，她指着下体说"痛，痛"。爸爸妈妈看到地板上放着被拆散的电动玩具，经检查少了纽扣电池。到医院检查后，医生发现她的阴道里似乎有一个圆形异物，在静脉麻醉下医生为跳跳做了阴道异物探查手术，从跳跳的阴道里取出了一个纽扣电池。

医生告诉跳跳爸妈：幸好发现及时，否则电池长期在酸性的阴道中停留，就有腐蚀漏液的危险，不仅会引起跳跳的阴道

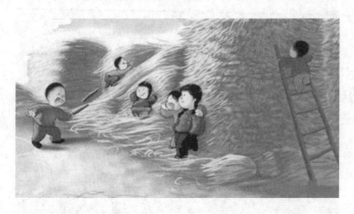

炎症，还有可能影响孩子的健康和将来的生育功能。

无独有偶，3岁的园园也有过与跳跳类似的经历。园园爸

爸种植的水稻成熟了，满怀着丰收的喜悦，爸妈起早贪黑忙着割稻、打谷、晒谷，无暇顾及园园。穿开裆裤的小园园感到非常新奇，一会儿躺倒在稻谷场上，一会儿坐在稻谷堆上骑马马，还会自己蹲在地上"嘘嘘"。

爸妈看着园园满场疯玩也乐得合不拢嘴。可是 1 周后，园园指着下体哭闹不止，妈妈查看后发现园园下体红肿，还流出黄色脓样液体。心急如焚的妈妈抱着园园来到了县妇保院，医生从园园的阴道内取出了 4 粒被泡得膨胀发芽的谷粒。

3. 幼女阴道异物的发生率不容乐观

幼女阴道异物在现实生活中并不少见。在某家省级妇保院，曾在 1 周时间内就接诊了 3 名阴道异物的患儿，从阴道中取出的有纸团、发夹、玻璃球等物品。由于孩子年纪小，认知能力不健全，且好奇心强，喜欢探索，容易把一些小物品塞进口

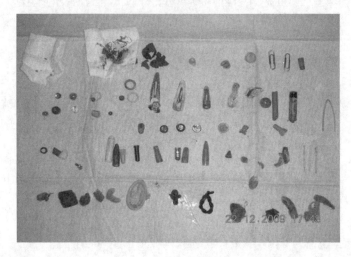

各种阴道异物

142

腔、鼻腔,甚至是阴道内。给孩子穿着开裆裤无形中为这些疾病的发生埋下了隐患。

4. 开裆裤利和弊

孩子穿开裆裤是我国育儿过程中的一种传统习俗。由于孩子小时候还不能有意识地控制大小便,且表达能力不足,家长很难准确把握孩子排尿排便的时间,因此,给孩子穿开裆裤给家长的护理带来了便利。另外在炎热的夏季,和满裆裤相比,孩子穿开裆裤会更加清凉透气。大部分孩子小时候都是穿着开裆裤长大的。开裆裤在凉爽便利的同时,也存在许多弊端,给孩子带来的健康问题主要有以下几种。

(1)不卫生。穿开裆裤时孩子的生殖器就直接暴露在了空气中,而婴幼儿经常坐在地上或者在地上爬行,地上的灰尘、细菌和异物就很容易进入尿道口和阴道口,引发一些泌尿生殖系统的疾病。

(2)不安全。孩子的生殖器官暴露在外,就存在被异物刮伤、被开水烫到的风险,孩子好奇心又强烈,女宝宝就可能把一些小物件塞进阴道,男宝宝则可能会把玩生殖器。

(3)不健康。如果天气较凉,冷风可能会顺着开裆裤的开口吹到孩子的肚子、身体上,导致着凉感冒、拉肚子等。

为了预防女宝的外阴炎及阴道异物的发生,最好的方法是不要给女宝穿开裆裤。如果孩子穿了开裆裤,家长一定要注意看管好宝宝,不让宝宝在不干净的地方爬行,以防被异物刮伤或感染细菌,另外还要及时地给宝宝做好下体的清洁工作。其实带孩子外出时最好还是换上满裆裤,因为外面灰尘细菌多,一不小心就容易感染。

5. 预防女宝宝外阴炎的发生

要预防女宝外阴炎的发生，请妈妈们做到如下几点。

(1)保持宝宝外阴干燥清洁。1岁内宝宝不要依赖纸尿裤，最好在外出时、夜晚睡觉时使用纸尿裤，其他时间用传统棉尿布，这样可及时发现宝宝大便，及时清洗干净，避免外阴长时间受大小便污染、刺激。1岁后宝宝可尝试穿着柔软透气的全棉内裤。

(2)养成良好的卫生习惯。教育引导女宝穿裙子时，养成把裙子坐在屁股下的习惯，避免外阴污染。

(3)大便中有大量的细菌。女宝大便后妈妈要从前向后擦，并且教给孩子正确的方法，从小养成习惯，避免外阴部被大便污染。

(4)公共浴室的更衣室人员较杂，相对来说被细菌污染的机会也比较多。因此要教育孩子，不要在公共浴室内光着屁股随处坐，以防交叉感染。

(5)给孩子穿浅色纯棉质地的内裤。尽量不要让孩子穿紧身裤，保持外阴部干燥、透气。

(6)每晚睡前给孩子清洗外阴。妈妈在给孩子清洗前应洗净双手，盆与毛巾要专用，最好选择金属盆，盆和洗下身的毛巾每周用开水煮沸消毒10分钟。孩子如出现腹泻，便后要及时清洗。

三、便前便后洗洗手

"饭前便后要洗手"，这一口诀朗朗上口，流传几十年。饭前便后要洗手是好习惯，但对女性来说，仅做到饭前便后洗手是不够的。

　　女性朋友都知道，上洗手间都是要使用手纸的，如果我们的手上沾染了许多病菌，那手纸无疑就会成为传播病菌的媒介，进入到我们的私处。

　　"上厕所洗啥手啊!"这是许多女性朋友的真实想法。不过，在银行工作的小丽，最近就碰到了一件很乌龙的事，搞得自己很尴尬……

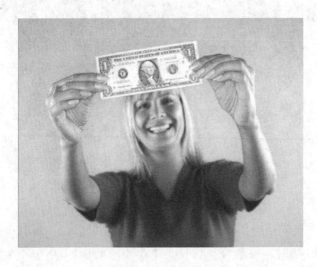

　　小丽在银行的窗口工作，一直以来就遵循着"饭前便后要洗手"的原则。因为工作忙，小丽每次在窗口数完钱就急匆匆地上洗手间，从不在便前洗手。可最近发现私处奇痒、白带如同豆渣样。到医院就诊，医生觉得小丽未婚，所以就用小棉签取了阴道口的白带化验，结果显示"假丝酵母菌病"。对于小丽这么一位未婚女孩,医生的治疗也很尴尬。

研究发现:一张反复使用、八成新的钞票上,平均携带的病菌可达 120 万个。与钞票频繁接触的收银员、出纳等工作人员,工作 1 小时之后,手上的病菌可有 300 多万个,其中包括大肠杆菌、乙肝病毒、淋球菌、金黄色葡萄球菌、痢疾杆菌等。

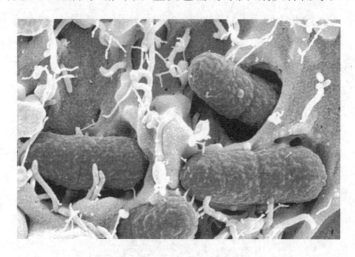

淋球菌、梅毒病菌离体后可存活 2 小时;尖锐湿疣病毒离体后可存活 5 小时;在潮湿的毛巾、被子、床单、马桶上可存活 15～18 小时。便前洗手仅仅是个小小的动作,工作中频繁接触现金的朋友,外出乘坐公交或轨道交通回来的朋友,一定不要忽略便前洗手这一细节! 一不小心,病菌就很容易找上你哦。

小丽的案例告诉我们:要想和妇科炎症说 Bye-bye,除了做到"饭前便后要洗手"外,更要做到"便前便后要洗手"!

正确洗手这一个小动作,可以避免很多麻烦哦!

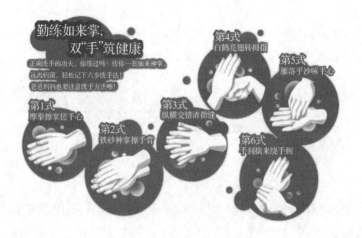

四、讲究卫生要有度

张女士,32 岁,是 5 岁宝宝的妈妈。张女士爱干净是远近出了名的,每天把家里收拾得整整齐齐,衣着也是洁净得体,更让人惊讶的是张女士每次洗澡时都要将花洒取下来,借助花洒的压力冲洗阴道。可是阴道炎老是眷顾她。

这是为什么呢? 带着这个疑虑,张女士来到了马主任的门诊。

马主任听了张女士的诉说,耐心地解释道:健康女性的阴道是一个神秘的小世界,阴道内存在着 50 多种形形色色的微生物,正常情况下,微生物与人之间,微生物与微生物之间保持着一种协调、平衡的状态。尤其是好的细菌——乳酸杆菌,是我们阴道的"健康卫士",它维护阴道的酸性环境(pH 为 3.8～4.4),还分泌 H_2O_2 等多种物质,刺激机体免疫系统来抑制或

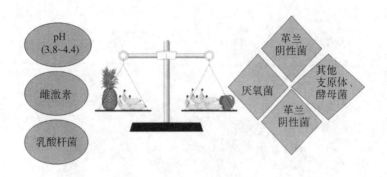

杀灭其他细菌和致病菌。所以，正常情况下，虽然阴道内也有很多的致病细菌，但由于保持着生态平衡，大都不会引起疾病。

但是一旦冲洗阴道，冲洗液光临阴道小世界，阴道内坏的细菌和好的细菌数量都会同时减少，好细菌——乳酸杆菌数量的减少，降低了好细菌对阴道健康的保护作用（也叫作阴道的自洁性），那些坏细菌在改变后的环境中如鱼得水，为非作歹，大肆生长繁殖，反而容易发生阴道的感染，细菌容易滋生。另外，冲洗器也容易带进细菌，再加上冲洗的压力，可以使阴道的细菌逆行进入子宫颈和子宫腔，造成盆腔炎症。

女性朋友千万不要以为用清水或者各种市售的洗液进行阴道冲洗能够让自己更清洁和健康。其实，女性要保持私处的清洁，只要做到夏天每天洗澡，冬天每天用温水清洗外阴就可以了，不要随便冲洗阴道，以免导致阴道生态环境改变。

张女士的"过度讲究"其实是一种不良生活习惯。讲究卫生要有度，在没有医学指征的前提下，千万不要随意冲洗阴道，否则会导致阴道内环境的改变，菌群失调，反而更容易发生阴道炎。

五、注意经期卫生

对于女性朋友来说,每个月都有这么几天大姨妈要来临,那么,姨妈私访该如何招待呢?

首先,血液是微生物繁殖的温床,因此姨妈私访期间一定要注意私处卫生,穿透气柔软的全棉内裤和宽松的外裤,勤换卫生巾,避免局部受压,每晚用温水清洗私处(最好用流动温水冲洗);便后及私处清洗时应该遵循从前向后,从尿道口到阴道口,最后到肛门的原则。其次,大姨妈私访期间,要保持私处血液循环,不要久坐久站;如果在电脑前工作,最好工作 1 小时活动 10 分钟,避免私处局部受压。

还有,大姨妈私访期间宫颈口开放,容易引起逆行性感染,因此不宜泡澡、游泳;姨妈造访期间也不宜盆浴、洗桑拿浴,可选择运动量不大的如乒乓球、广播操、羽毛球等项目,不适合剧烈运动,注意休息,减少盆腔充血;做好腹部保暖,有痛经的朋友可以局部热敷,改善舒适度;避免寒冷刺激,不洗冷水浴,少吃冷饮，清淡饮食，补充含铁质丰富的食物，如瘦肉、鸡蛋、牛奶、肝脏等，防治贫血。大姨妈造访期间凝血功能降低，一般不建议进行造成创伤或易出血的手术，如拔牙等，防止创面出血不止。

六、爱爱要节制，套套保健康

性活跃女性在整个育龄期都是盆腔炎的高危人群，25 岁以下女性由于宫颈发育还不完全，生殖道局部的抵抗力及免疫力尚不健全，对性传播疾病的病原菌更加敏感。女性性伴侣数目越多，患盆腔炎的风险越大，同样，如果其性伴侣又同时有一个以上的性伴侣，也将增加患病风险。性生活作为生活的调味剂，必不可少，做到以下几点，可大大降低盆腔炎的发生。

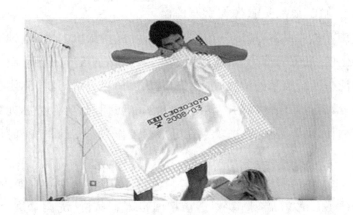

1. 洗洗更健康

男女同房前双方都应该清洗外阴。盆腔炎多发生于性生活活跃的女性,尤其初次性交年龄小,有多个性伴侣,性生活频繁,以及性伴侣有性传播疾病者。因此,性生活前后要用清水清洗外阴部。如患性传播性疾病,治愈前须禁止性生活,远离性病病原体感染。另外,应避免经期、流产术后及产后性生活。房事后即刻下床小便一次,可将尿道口的细菌冲掉,减少盆腔炎的发生机会。

2. 戴上小雨衣

长期并且正确全程使用安全套,能够有效减少衣原体和淋球菌的感染风险。如没有备孕计划,应坚持使用避孕套,可减少性传播疾病引起盆腔炎的发生。

(王桂娣　刘　英　李春明　李娟清)

第二节　固定性伴侣

性病是危害严重、发病广泛的一种传染病,它不仅危害个人健康,也殃及家庭,贻害后代,同时还危害社会。性病对人体健康的损害是多方面的。感染性病后如果不能及时发现并彻底治疗,不仅可损害人的生殖器官,导致不育,有些性病还可损害心脏、脑等人体的重要器官,甚至导致死亡。有相当一部分的性病患者症状较轻或没有任何明显的症状,但却可以通过各种传播途径传给其他健康人员。性病的主要传播途径有三条:性接触传播、母婴传播和血液传播。

产科病区总是异常热闹,小天使们的"哇哇"声,初为父母的惊叹声,准爸爸们焦虑不安的脚步声,亲朋好友们的祝福声,以及各种喧闹的声音充斥着各个角落。然而某个病房,却显得格外安静,门口路过的年轻小护士们低声地交谈着什么,再看病房内,却与病房外的热闹截然不同。产后的妈妈,看着熟睡的小宝宝,默默地流着眼泪,另一角落的爸爸,埋着头,欲哭无泪。猛然间,小宝宝"哇哇"大哭起来,打破了沉默的气氛,却也打乱了所有人的思绪……

事情还要从 9 个月前说起,当医生拿着"宫内早孕"的 B 超单给妻子时,夫妻俩惊喜不已,奋斗很久的目标,终于实现了!两人有说有笑地走出医院,勾勒着一家三口的幸福画面,暖暖的,甜甜的。紧接着,父母们也得到了这个消息,再三叮嘱小夫妻各类注意事项,包括不能 XXOO。

自从肚子里有了宝宝,妻子也显得格外小心,特别是孕早期 3 个月和孕晚期 3 个月的禁欲期,绝对是无条件地遵守。另一边的丈夫呢,当然也是配合着,只是禁欲的日子总是让人难受,特别是年轻的丈夫,工作中又是经常要出差,那些宾馆里门缝中的小广告充满着诱惑,终于有一天,欲望冲破了所有的伦理道德,而且是在没有任何防护措施的情况下进行……

不知情的准妈妈进入了稳定期,可以解禁的日子让夫妻俩格外的恩爱,丈夫也忘记了那件事,也忽略了可能的安全隐患。

或许就是那么的不幸,在例行产检的日子,产检医生表情严肃地拿出了"梅毒阳性"的报告,夫妻俩都惊呆了,所有的事情,再也包不住了,更可怕的是,肚子里的宝宝也有感染的可能。

152

　　故事又回到了开头,医生拿着小宝宝的血液检验结果,很抱歉地通知了宝宝感染梅毒阳性的事实。

　　有时候,我们讲述的不是故事,而是不幸的事实! 事实没有如果,没有假如,可我们还是想说,如果丈夫没有寻求婚外性行为的刺激,或者采取保护措施,就不会被感染了。如果夫妻之间采取了保护措施,就不会有如此可怕的结局。

　　人类的性关系是婚姻家庭关系的一个重要内容,因此性道德也是婚姻家庭道德的一个重要组成部分。性道德是社会道德渗透在两性生活方面的行为规范,调节人们生理机能与社会文明之间的矛盾,是人们性行为的标准,也是衡量人类两性关系文化发展水平的重要标志。

　　男女双方该如何预防性传播疾病呢? 第一,要求我们做到遵守法律和道德规范,做到自尊、自爱和自重,正确处理恋爱、婚姻及家庭问题,自觉抵制婚前性行为、婚外性行为和其他不正当性行为;第二,不吸烟,不吸毒,不酗酒;第三,学会恰当地使用卫生用品(如安全套等等)。

　　良好的性道德观是维护性健康的重要前提,让我们都积极行动起来,建立正确的性道德观,积极地预防性传播疾病。固定性伴侣,洁身自好,以此来维护自身,维护家庭和整个社会的健康。

　　避免不洁性交和无保护性交!!

(谭辉香　蔡玉群)

第三节　保持健康生活方式　提高身体抗病能力

要想和妇科炎症说 Bye-bye，除了讲究卫生外，与日常生活起居也密切相关，因为人是一个不可分割的整体。

健康生活方式，概括地说就是"均衡饮食，合理运动，心理平衡，戒烟戒酒"几个方面。日常生活中，我们要保持乐观向上的好心情，做到吃动平衡，才能有效提高身体的抵抗力，预防疾病的发生。

一、合理饮食

"民以食为天"，我国是一个文明古国，历来讲究平衡膳食。《素问》中就有"五谷为养，五果为助，五畜为益，五菜为充，气味合而服之，以补益精气"之说。2016 版《中国居民膳食指南》也提出：食物多样，谷类为主；吃动平衡，健康体重；要求每天膳食中要多吃蔬果、奶类、大豆；适量吃鱼、禽、蛋、瘦肉；少盐少油，控糖限酒；杜绝浪费，兴新食尚。

一个城市轻体力劳动女性，每天大约需要主食 250～400克，鱼肉蛋豆 145～235 克，蔬菜 300～500 克，水果 200～350克，每天喝 1 袋牛奶或酸奶。我们可以用网球来比喻每天食物的量。每天的食物总量大概是 10 个网球，可以分配为：2 个网球大小的鱼肉蛋豆、3 个网球大小的主食、2 个网球大小的水果、3 个网球大小的蔬菜。选择食物时，要注意钙、铁以及维生素 A、D、C 的补充，多选用含钙铁丰富的食物。

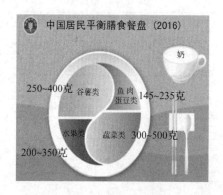

主要食物中钙磷含量

食物（克）	钙含量（毫克）	磷含量（毫克）	食物（克）	钙含量（毫克）	磷含量（毫克）
大米 100	13	110	人乳 100	30	13
标准面粉 100	31	188	牛乳 100	104	73
黄豆 100	191	465	鸡蛋黄 100	62	226
豆腐 100	164	119	鲫鱼 54	79	193
豆腐干 100	308	273	瘦猪肉 100	6	189
干枣 80	64	51	虾皮 100	991	582
油菜 87	108	39	虾米 100	555	666
苋菜 74	187	59	花生仁 100	284	315
黑木耳 100	247	292	核桃(干) 43	56	294
海带 98	348	52	黑芝麻 100	780	516

主要食物中铁含量

食物	铁含量 （毫克/100 克）	食物	铁含量 （毫克/100 克）
大米	2.3	人乳	0.1~0.2
标准面粉	4.0	牛乳	0.1~0.2
玉米	1.6	鸡蛋黄	6.5
大豆	11.0	鱼	0.7~1.6
赤豆	5.2	瘦猪肉	2.4
干枣	2.3	瘦牛肉	3.2
菠菜	1.8	猪肝	25.0
苋菜	5.4	鸭肝	23.1
黑木耳	185.0	鸭血	30.0
海带	150.0	黑芝麻	22.7

在三餐的分配上，早晨起来的第一餐需要供应一上午的能量，应该吃最多，午餐可以略少，晚餐最少，以保证胃肠功能的正常运行和血糖的稳定。这也就是老百姓常说的早吃饱、午吃好、晚吃少。

合理饮食除了均衡饮食外，清淡饮食也很重要。日常饮食应多食有营养、易吸收的食物，如：鸡蛋、豆腐、赤豆、菠菜等，忌食生冷、辛辣等刺激性食物，油腻的食物最好尽量避免。同时还要多喝开水，增加排尿次数，保持大便通畅，防止便秘，减少盆腔充血。

二、保持血糖恒定

李女士最近1年去妇科门诊就诊的频率很高，几乎每月1

次。为什么? 私处痒啊! 每次用药后症状缓解,大姨妈来过后又是老方一帖——哎,又发作了! ! !

医生为李女士进行了规范的治疗,可是效果……

医生建议李女士进行血糖检查,排除一下是否有糖尿病的可能。李女士不解:"阴道的霉菌感染和血糖有关系么?"

血糖检查结果显示,李女士空腹血糖值正常,但餐后 2 小时血糖大大超标,被诊断为糖尿病。医生告诉李女士:霉菌性阴道炎医学上称为"假丝酵母菌病",是条件致病菌。糖尿病患者由于机体免疫力下降,阴道内糖原增加,阴道环境适合假丝酵母菌生长,因而常患假丝酵母菌病。李女士的病久治不愈,与血糖高有着密切的关系。因此,保持血糖的恒定,是预防妇科炎症的一道重要防线。

三、坚持锻炼,强健体魄

适量运动,吃动平衡,保持健康体重,是防病治病的重要环节。

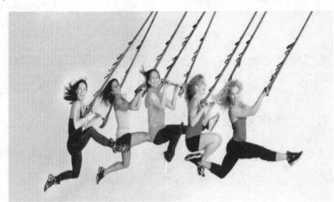

运动的方式有很多，可采用床上翻身运动、膝胸卧位运动；还有倒立等，设法将臀部置于身体的高位，目的是解放盆腔内肠管对盆腔壁血管和神经，以及子宫、卵巢、输卵管、膀胱等的血管和神经的压迫，改善盆腔脏器（包括卵巢）的血液循环，促进盆腔炎症的吸收及相应神经功能的改善；也可进行户外慢跑、跳舞扭胯等运动，以加强腰腹肌力量。

女性朋友可以根据自身身体状况选择运动方式，坚持每天30 分钟以上的中等强度运动。职业女性白领也应利用碎片时间，在工作间隙进行锻炼。可根据年龄、体质状况、疾病史、锻炼基础以及健身资源等，制定一个运动计划。锻炼的原则是循序渐进。

最轻运动：

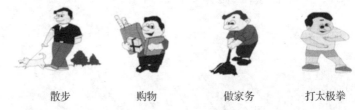

散步　　　　购物　　　　做家务　　　　打太极拳

除了定时运动外，日常生活中不经意地多运动，比如爬楼梯、多走路、多做家务等，虽然琐碎，日积月累也会呈现大效果。

四、规律作息，避免劳累

既要适当锻炼身体，又要保证充足睡眠。适当锻炼有助于增强体质，预防盆腔炎等疾病；充足的睡眠则有助于帮助患者恢复精力,增加机体抵抗力。

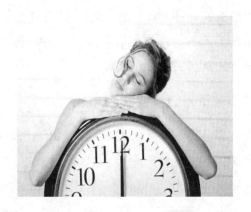

五、避孕不马虎,流产不随便

人工流产是避孕失败后的补救措施,对女性来说是一个身体的侵入性操作,对身体的伤害是不言而喻的。首先,人工流产在清除胚胎的同时,也损伤子宫内膜,导致身体免疫功能的下降,易感性增加;其次,人工流产也会导致身体激素水平的波动,而使生殖系统抵抗外来细菌的能力下降。如果是没有生育意向的女性朋友,一定要选择适合自己的避孕方法,科学避孕,避免人工流产。

六、阴道自清洁,冲冲要不得

阴道有天然的生态系统,这个系统对外界细菌的侵入有良好的防护作用。阴道的自洁性,可以阻止细菌的进入。冲洗阴道会改变正常阴道菌群的定居情况,破坏阴道的自洁性,使细菌容易滋生。冲洗器也容易带进细菌，再加上冲洗的压力，可以使阴道的细菌逆行进入宫颈和子宫腔，容易造成盆腔炎。

女性朋友千万不要以为用清水或者各种市售的洗液进行阴道冲洗能够让自己更清洁和健康。

七、好心态带来健康

妇科炎症容易慢性迁延不愈，也易导致脾气暴躁，甚至出现抑郁状态，因此，保持好的心态，积极配合治疗，对疾病的痊愈也是非常重要的。

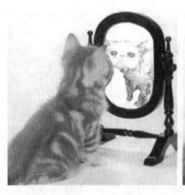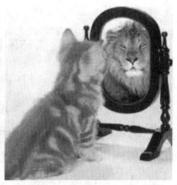

人体是一个完整的系统，每一个器官都是不可或缺的。只有保持机体各器官的功能正常，才能维系人体整个系统功能正常运转。通过健康生活方式提升身体体质，做到"正气存内"，使病菌就无法乘虚而入，才能真正做到"邪不可干"，和妇科炎症说 Bye-bye，做一个干净健康的小女子。

（王桂娣　刘英　李春明　李娟清）

第四节　及时就医，规范治疗

　　中国有 41％的未婚女性患有不同程度的妇科炎症，而已婚的女性妇科疾病发病率为 90％以上。但很多女性对疾病很不重视，有的人甚至对很普通的阴道炎都没有正确的认识；也有很大一部分女性谈及"妇科炎症"就扭扭捏捏，推推搡搡，觉得难以启齿，怕影响夫妻生活，继而讳疾忌医，一拖再拖；而有些女强人工作繁忙，没把小疼小痒当一回事，喜欢自行到药店买一些消炎止疼片，人为地拖延了病情，最终酿成终身悔事。

　　女性炎症常见、多见，虽不是非常严重的疾病，但也是一种颇为难缠且易反复发作的疾病，若不能及时治疗，也会产生极其严重的后果，所以每一位女性朋友都应当有正确的认识。

　　女性炎症若不及时治疗，除可能导致炎症在各生理部位相互蔓延和交叉感染外，还会带来许多并发症，甚至导致某些部位的恶性病变；炎症不治疗会使身体长时间处于炎症的侵害环境中，对免疫功能、新陈代谢以及内分泌系统都会产生不良影响，对身体健康危害极大。一些妇科炎症不仅危害女性本人，还会波及家人。若是妊娠女性，还可引起宫内感染、产道感染等，感染新生儿，造成流产、早产、先天发育畸形、智力低下等严重后果。

　　重视女性炎症，不避讳，不拖延，在平时做好预防工作的同时，应当警惕身体发出的各种不舒服的信息，正确地、科学地看待,尽早就医,咨询专业医生的意见。对因对症进行处理,不盲目治疗,才能从根本上解决炎症问题,避免发生更严重的后果,彻底和妇科炎症说 Bye-bye!!

后　记

本书所说的"妇科炎症"即专业术语"女性生殖道感染"的通俗说法。

记得20世纪90年代末,国家计生委曾经推进一项旨在提高广大育龄群众预防女性炎症的"生殖道感染干预工程"。这从一个侧面反映出国家层面对防治生殖道感染的重视。由此,许多指南类的书籍纷纷借势出版,不过这些指南多数是以医务人员作为阅读对象的,而针对普通人群阅读的科普读物屈指可数,普通人群难以获得防治女性炎症的知识。

浙江大学医学院附属妇产科医院周坚红教授及其团队适时推出这本《怎样和妇科炎症说 Bye-bye》的科普读物,可以说填补了空白。笔者拿到手稿,利用半天时间,仔细地通读了一遍。笔者的感觉是,本书写法简洁,所举案例清晰,令人耳目一新,对普通人群来说,这是一本不可多得的获取预防妇科炎症知识的好书。

在笔者看来,本书有以下特色:第一,巧妙地利用拟人拟物的手法,把晦涩难懂的女性生理解剖写得形象而生动,比如把子宫拟物成"宫殿",把外阴形容为"前花园",这样的文字比比皆是,不一而足,顿时使本来枯燥乏味的医学知识变得生动鲜活起来,便于缺少医学背景的人群理解;第二,巧妙地植入了些许诸如"吃瓜群众""get 到"等当下时髦的网络语言，还配有大量可爱的动漫式插图，平添了许多趣味，起到了不一样的吸睛效果，说不定可以把许多网民拉入到此书的读者群里；第三，每一类炎症都从一个病例入手，原汁原味地套用患者的口气描述，有很强的代入感，尤其让那些正在患妇科炎症或曾经患过妇科炎症的人们感同身受，激发起她们强烈的阅读兴致；第四，收集的妇科炎症病种系统全面，除了经典的妇科炎症外，还把与皮肤病交叉的诸如阴虱病、蛲虫病、疥虫病纳入其中一并介绍，因而对初涉妇科临床的医务人员来说，这也不失为一本难得的参考书。写到这里，笔者禁不住要为周坚红及其团队拍手称赞。

最后，推荐这本书给大家，是希望让读者多了解和掌握一些妇科炎症的知识，特别是预防感染的知识，从而减少患炎症的概率，一旦感染又能够及时引起重视，及时就医，避免使炎症慢性迁延不愈，影响生育和生活。笔者想这也是编者的初心所在。

2019 年 6 月 28 日于湘湖畔

图书在版编目（CIP）数据

怎样和妇科炎症说 Bye-bye：女性生殖健康状况评估
与对策 / 周坚红，王桂娣主编. —杭州：浙江大学出
版社，2019.8
ISBN 978-7-308-19267-5

Ⅰ. ①怎⋯ Ⅱ. ①周⋯ ②王⋯ Ⅲ. ①妇科病—炎症
—防治 Ⅳ. ①R711.3

中国版本图书馆 CIP 数据核字（2019）第 124632 号

怎样和妇科炎症说 Bye-bye：女性生殖健康状况评估与对策

主　编　周坚红　王桂娣
副主编　马麟娟　蔡玉群　应　倩

责任编辑	余健波
责任校对	虞雪芬
封面设计	周　灵
出版发行	浙江大学出版社
	（杭州市天目山路 148 号　邮政编码 310007）
	（网址：http://www.zjupress.com）
排　　版	杭州好友排版工作室
印　　刷	杭州高腾印务有限公司
开　　本	880mm×1230mm　1/32
印　　张	5.5
字　　数	113 千
版 印 次	2019 年 8 月第 1 版　2019 年 8 月第 1 次印刷
书　　号	ISBN 978-7-308-19267-5
定　　价	28.00 元